THOMAS FRANKENBACH

Die
MACHT
der
HALTUNG

Wie der Körper die Seele und
die Seele den Körper stärkt

INHALT

ENTDECKEN SIE DIE MACHT IHRER KÖRPERHALTUNG!

Ist Ihnen bewusst, wie stark Ihre Lebensqualität, Ihre körperliche Gesundheit und nicht zuletzt Ihre Gefühlslage von Ihrer Körperhaltung bestimmt werden?

Wenn sich bei Ihnen im Laufe des Lebens Haltungsfehler eingeschlichen haben und zu einer Gewohnheit geworden sind, ist es höchstwahrscheinlich, dass diese sich einschränkend und nachteilig auf Ihren Organismus und Ihr psychisches Wohlbefinden auswirken. Wenn der Oberkörper zusammengesunken statt korrekt aufgerichtet ist, kommt es zu vermehrtem Druck auf die inneren Organe. Weil dadurch auch das freie Durchatmen behindert wird, sinkt die Versorgung mit Sauerstoff. Die Konzentrationsfähigkeit nimmt ab und die Gefühlslage verschlechtert sich. Eine fehlerhafte Haltung beim Gehen führt unweigerlich zu Fehlstellungen und -belastungen der Gelenke während des Bewegungsablaufs. Die Folge sind oft Abnutzungen an den betroffenen Gelenken, Schmerzen und eine eingeschränkte Beweglichkeit.

Je besser es Ihnen gelingt, Ihren Körper so auszurichten, wie es seinen natürlichen Bedürfnissen entspricht, desto mehr günstige, wohltuende Effekte werden sich einstellen. Ihr körperliches und geistiges Leistungsvermögen wird gefördert. Ihre Konzentrationsfähigkeit nimmt zu, Ihre Stimmung wird harmonisiert und Ihre Ausstrahlung verbessert. Und Sie lernen, sich achtsam und zuverlässig vor Überlastung und Selbstüberforderung zu schützen. Durch das verbesserte Zusammenspiel Ihrer Muskeln, Faszien, Sehnen und Bänder kommt es zu einer

Harmonisierung der mit ihnen verbundenen Nerven, was auch den Zustand des Gehirns harmonisiert. Das fördert Ihre Regenerationsfähigkeit, Ihre Selbstheilungskräfte und Ihr Leistungsvermögen. Auch kommt es durch die korrekte Aufspannung der Wirbelsäule zu einer Positionskorrektur Ihrer inneren Organe. Das fördert deren bestmögliche Funktion.

Aus dem faszinierenden Gebiet der Hirnforschung wissen wir, dass bis zu 95 Prozent der Ergebnisse, die wir im Leben erzielen, davon abhängig sind, welche Gewohnheiten wir angenommen haben. Gute Gewohnheiten sorgen dafür, dass uns bestimmte Dinge im Leben öfter und leichter gelingen, während schlechte Gewohnheiten uns eher zurückwerfen.

Das gilt besonders auch für die Körperhaltung. Wie Sie nicht nur eine korrekte, vital aufgespannte Körperhaltung erreichen, sondern wie Sie sich diese auch zu einer lebenslangen Gewohnheit machen können, erfahren Sie in klaren Schritt-für-Schritt-Anleitungen in diesem Buch. Denn Ihr Körper wie auch Ihr Geist sind lebenslang plastisch, also formbar. Was durch Fehlhaltung verformt wurde, kann durch Haltung auch wieder umgeformt werden. Es ist nie zu spät, die eigene Körperintelligenz erneut zu wecken.

Theoretisches Wissen um die Ursachen von Haltungsfehlern ist zwar eine Grundvoraussetzung, jedoch zugleich nur ein Anfang. Eine tiefgreifende Verbesserung der Haltung gelingt auf Dauer nur, indem Sie Ihr Wissen mit Ihrer selbst gemachten körperlichen Erfahrung zusammenführen. Damit Sie dieses Ziel erreichen, habe ich Ihnen eine in sich stimmige Sammlung fachlich fundierter und wirkungsvoller Übungen und Techniken zusammengestellt. Diese entstammen einem breiten Spektrum wissenschaftlicher Bereiche wie der Verhaltens- und Kognitionsforschung, den Neurowissenschaften, der westlichen Physio- und Psychotherapie sowie den traditionellen asiatischen Kampf- und Bewegungskünsten. Die wissenschaftlichen Erkenntnisse hinter den jeweiligen Übungen führe ich immer dann an, wenn sie das Verständnis für die Wechselwirkungen zwischen Körper und Geist unterstützen.

In erster Linie geht es mir jedoch um die Übungen selbst. Diese Übungen sind so gestaltet, dass Sie sie nach dem jeweiligen Einführungstext direkt während des Lesens in die Praxis umsetzen und die Wirkung auf Ihren Körper und Ihren Geist sofort wahrnehmen können.

Um die Vorzüge der naturgemäßen Haltung genießen zu können, müssen Sie bereit sein, die Anleitungen so wie beschrieben einzuüben. Wenn ich Sie zum Beispiel anleite, die Schultern nach vorne fallen zu lassen und in einen Rundrücken zu verfallen, so vollziehen Sie bitte diese Anweisung wirklich körperlich nach. Wenn ich Sie anschließend dazu einlade, wahrzunehmen, wie es in dieser Position um Ihr Gefühl von Würde, Stärke und Lebensfreude bestellt ist, so ist es sinnvoll, auch dieser Einladung zu folgen und ins tatsächliche Spüren und in die Selbstreflexion zu kommen.

Die praktischen Übungen sind unerlässlich. Weder reicht es aus, sie »kurz querzulesen«, um sie »dann irgendwann einmal« auszuprobieren, noch werden Sie erfolgreich sein, wenn Sie sich auf ein paar wenige Übungen beschränken, die Ihnen gerade »bequem« und »leicht« erscheinen. Jede beschriebene Muskelaktivität und jede Position hat ihren wichtigen Anteil beim Erreichen der korrekten Ausrichtung und der vitalen Aufspannung Ihres Körpers. Je nachdem, welche Haltungsgewohnheiten Sie mitbringen, können sich für Sie manche der Übungen und Wissensanteile in diesem Buch sofort bewähren. Andere hingegen werden vielleicht erst nach Wochen ihre volle Wirkung entfalten.

Dabei mag es Ihnen ungewohnt erscheinen, dass in einem Buch mit dem Thema Körperhaltung so wenige Bilder enthalten sind. Doch wahrscheinlich werden Sie beim Üben schnell feststellen, dass es dabei nur bedingt um das Nachahmen von Bildern geht. Denn viele der Dynamiken der inneren Muskelaktivität, die ich Ihnen in den Haltungsanleitungen beschreibe, sind anhand von Bildern nur sehr schwer in ihrem vollen Umfang darstellbar. Die zielführende Anleitung muss daher in Form von genauen und doch verständlichen Wortbeschreibungen oft tiefer ansetzen als dort, wo die Haltung an der Oberfläche des Körpers sichtbar wird.

Und noch etwas: Sehen Sie dieses Buch nicht als abgeschlossen an, wenn Sie es zum ersten Mal durchgearbeitet haben. Legen Sie es an einen Ort, wo Ihr Blick immer wieder einmal darauffällt. Auch dies kann Sie dabei unterstützen, sich den Inhalt dieses Buches präsent und lebendig zu erhalten, damit zu arbeiten und das Gelernte weiter zu vertiefen. Je öfter und beharrlicher Sie diese Techniken trainieren, desto leichter können Sie auf sie zurückgreifen.

Treffen Sie eine klare Entscheidung zur Verbesserung Ihrer Körperhaltung und beschäftigen Sie sich ab sofort jeden Tag mit ihr. Dazu braucht es nur wenig Extrazeit, denn Sie können die im Buch erlernte korrekt ausgerichtete und vital aufgespannte Körperhaltung in jeder Situation Ihres Alltags – bei der Arbeit, zu Hause, im Stehen und Gehen, im Sitzen und Liegen, ja sogar bei Ihrem Sporttraining – anwenden. Mit der Zeit trainieren Sie die dafür erforderlichen Muskeln und anderen Körperstrukturen immer besser, und es wird Ihnen immer leichter fallen, die vielen günstigen Effekte der von der Natur für den Menschen vorgesehenen Körperhaltung wahrzunehmen und von ihnen zu profitieren. Es lohnt sich!

Ich wünsche Ihnen viel Freude und den bestmöglichen Erfolg hierbei.

Herzlichst
Ihr
Thomas Frankenbach

BODY TO MIND: IHRE KÖRPERHALTUNG BEEINFLUSST DENKEN UND STIMMUNG

Wie wir selbst uns fühlen, können wir über verschiedene Wege beeinflussen. Zum Beispiel über unsere Gedanken, über Mentaltraining oder auch über Psychotherapie. Doch den wenigsten Menschen ist bewusst, dass sie am allereinfachsten ihre Gefühlswelt über ihren Körper steuern können. Entsprechend dem Stand der heutigen Forschung können wir definitiv sagen: Die körperliche Haltung, die wir einnehmen, hat eine entscheidende Wirkung auf unsere innere Haltung.

DEFINITION EMBODIMENT

Bereits in den 1930er-Jahren hatten Forscher die Wechselwirkungen zwischen Körper und Psyche erkannt: Nicht nur drücken sich psychische Zustände in bestimmten Körperhaltungen aus, die Psyche lässt sich umgekehrt auch durch bestimmte Körperbewegungen beeinflussen. Seit den 1960er-Jahren wird dieser Zusammenhang in der Psychologie unter dem Begriff Embodiment erforscht. Die Erkenntnisse der Embodiment-Forschung über die Wirkungen des Körpers auf die Psyche sind beeindruckend.

Wenn wir mit dem Körper Fehlhaltungen einnehmen oder wenn wir uns ungünstige Bewegungsmuster angewöhnt haben, dann wirkt sich das negativ auf den gesamten Menschen aus: auf den Körper und meist ganz besonders stark auf unsere psychische Verfassung.

Doch die gute Nachricht ist zum Glück: Es gibt ganz spezielle, hoch effektive Möglichkeiten, wie Sie über eine Korrektur Ihrer Körperhaltung und durch günstige Bewegungsmuster, die Sie sich angewöhnen können, Körper und Psyche, Ihre Gefühle und auch Ihre mentale Stärke positiv beeinflussen können.

IHRE HALTUNG: DER OFT UNERKANNTE FAKTOR, DER ALLES ENTSCHEIDET

Wie gut ist es um Ihre Konzentrationsfähigkeit bestellt? Wie gehen Sie mit Stress in Ihrem Leben um? Lassen Sie sich leicht entmutigen? Gehören Sie zu jenen Menschen, die bei Herausforderungen besonnen, souverän und zuversichtlich reagieren? Wie ist es um Ihr Leistungsvermögen bestellt?

Um Ihr Selbstvertrauen und um Ihre Fähigkeit, Begegnungen mit anderen Menschen gelingen zu lassen? Wie wirken Sie auf Ihre Mitmenschen? Attraktiv? Angenehm? Fühlen Sie sich wohl und klar?

Oft sind es kleinste Nuancen, die darüber entscheiden, wie wir uns in unserem Leben entwickeln. Ob wir es schaffen, privat wie beruflich gut voranzukommen. Ob wir glücklich mit unserem Leben sind und ob es uns gelingt, tragfähige und wahrhaftige Beziehungen aufzubauen, zu führen und zu pflegen.

Um all dies zu erreichen, sind Ihre innere Einstellung und die Qualität Ihrer Gedanken und Gefühle von zentraler Bedeutung. Umso verblüffender ist es, dass Forscher auf der ganzen Welt Erkenntnisse gesammelt haben, die eindeutig belegen, welche wichtige Rolle bei diesen zentralen Erfolgsfaktoren die Haltung spielt, die wir tagtäglich mit dem Körper einnehmen.

Ja, Sie haben richtig gelesen: Ihre innere Einstellung, Ihre Gedanken und Gefühle, ja sogar Ihr geistiges Leistungsvermögen und Ihre Gesundheit werden zu einem beträchtlichen Teil dadurch bestimmt, auf welche Weise Sie sich bewegen und welche Körperhaltung Sie einnehmen.

Doch wie ist das zu erklären? Und worauf können Sie achten, damit es in Ihrem Leben leichter und besser für Sie läuft?

LEBENSFREUDE, ZUVERSICHT UND KÖRPERHALTUNG

Menschen, die unter einer Depression leiden, bewegen sich oft anders als psychisch Gesunde. Oft sind sie körperlich zusammengesunken und bewegen sich langsamer. Die beim Gehen typischen Auf-und-ab-Bewegungen sind bei ihnen geringer, sie zeigen weniger Schwungbewegungen mit den Armen, und sie neigen öfter dazu, mit dem Körper nach rechts und links zu schwanken.

Lange nahm man an, dass depressive Menschen diese charakteristische Körperhaltung aufgrund ihrer niedergedrückten Stimmung haben. Nun wissen wir jedoch, dass es auch diese gebeugte, wenig dynamische Körperhaltung ist, die depressiven Problemen Vorschub leistet: In einer aktuellen Meta-Analyse aus dem Jahr 2020 analysierten Wissenschaftlerinnen und Wissenschaftler der Universität Aarhus, der Columbia University und der Universität Witten/Herdecke die Ergebnisse von über 70 Studien. Dabei zeigte sich, dass bestimmte Körperhaltungen und Bewegungsmuster sich in eindeutiger Weise auf die Gefühle, das emotionale Gedächtnis oder die Risikobereitschaft der Probanden auswirkten.

Wie tief unser Bewegungsverhalten sogar unsere Wahrnehmungsfähigkeit beeinflusst, belegten Wissenschaftler aus

Witten/Herdecke im Jahr 2015: Sie baten ihre Testpersonen, entweder auf fröhlich-bewegte Weise oder depressiv, d.h. mit herabhängenden Schultern, zu gehen. Anschließend zeigten sie ihnen 20 positive und 20 negative Eigenschaftswörter. Eine Viertelstunde später machten sie mit ihren Probanden dann einen Gedächtnistest. Das Ergebnis war beeindruckend: Die, die fröhlich umhergegangen waren, erinnerten sich noch an deutlich mehr positive Wörter als diejenigen, die sich eher depressiv bewegt hatten.

DIE IDEALE GRUNDHALTUNG
ALS NATÜRLICHE BASIS

Bei einer korrekt aus- und aufgerichteten Haltung befindet sich der Körper in seiner sogenannten Neutralstellung. In diesem Buch werden Sie die Macht dieser korrekten Grundhaltung nicht nur verstehen, sondern sie auch erleben lernen. Diese Haltung ist für uns Menschen der ideale Ausgangspunkt, um mit größtmöglicher Leichtigkeit in jede andere machbare Bewegung überzugehen. Zugleich ermöglicht uns diese Form der korrekten Körperhaltung besonders gut, uns zu konzentrieren, klar zu denken und uns selbst wahrzunehmen. Letztere Fähigkeit wird oftmals stark unterschätzt, obgleich sie von höchster Bedeutung für unsere Gesundheit ist, denn nur durch sie können wir rechtzeitig mitbekommen, wenn wir uns durch zu viel Stress überfordern.

Die Experten sind sich einig, dass diese ideal aus- und aufgerichtete Grundhaltung festen biologischen Gesetzen und einem eindeutigen Funktionsplan folgt. Denn jede Veränderung dieser Grundhaltung führt – wenn ein Mensch sie zu lange beibehält – zu einer Fehlhaltung. Und diese bringt nicht nur körperliche Probleme mit sich, sondern verändert auch unsere Gefühlswelt und unsere innere, geistige Haltung.

Wie wirkt sich eine schlechte Körperhaltung auf die Psyche aus, wenn wir nicht nur ein paar Minuten, sondern ganze Arbeitstage in einer zusammengesunkenen Haltung im Büro am Schreibtisch verbringen – Woche um Woche, Monat um Monat und vielleicht sogar jahrelang? Führen wir uns nur kurz jene Menschen vor Augen, die tagtäglich gebeugt und mit betrübter Miene in Bussen, Büros und Wartezimmern Platz nehmen und in dieser Haltung große Teile ihres Lebens verbringen. Es drängt sich die Frage auf: Haben viele Menschen eine so unvorteilhafte Körperhaltung, weil sie frustriert und lustlos sind? Oder kommt vielleicht ihre beeinträchtigte Stimmung vielmehr auch daher, dass sie so oft gekrümmt sitzen?

FRUSTRIERT ODER ZUVERSICHTLICH: AUCH EINE FRAGE DER HALTUNG

Früher ging man davon aus, dass sich zwar psychische Zustände über den Körper ausdrücken können. Die Sichtweise, dass wir durch den Körper die Psyche beeinflussen, wurde jedoch von vielen Forschern und Ärzten abgelehnt. Heute wissen wir es besser: Körperzustände beeinflussen in großem Maße auch unsere psychischen Zustände.

Einen wegweisenden Versuch hierzu lieferten die beiden US-Psychologen Carolyn Gotay und John Riskind. Die Forscher wollten herausfinden, ob eine vorher eingenommene Körperhaltung einen Einfluss auf das Durchhaltevermögen bei einer frustrierenden Aufgabe hatte. Im Rahmen einer Studie von 1982 ließen sie die eine Hälfte ihrer 109 Probanden für acht Minuten in einer aufrechten, stabilen Haltung auf einem Stuhl Platz nehmen. Die andere Hälfte sollte zeitgleich eine zusammengekauerte Sitzhaltung einnehmen. Beide Gruppen sollten anschließend denselben Test lösen, der jedoch hochkomplex und so aufgebaut war, dass man ihn nicht lösen konnte.

Das Ergebnis war erstaunlich: Die Probanden, die vorher für acht Minuten aufrecht gesessen hatten, versuchten wesentlich länger, den Test zu lösen, als diejenigen, die zuvor eingesunken ihr Dasein gefristet hatten! Gerade einmal acht Minuten in einer Haltung mit Rundrücken genügten also, um eine geistige Grundhaltung zu bewirken, die die Betroffenen in dieser schwierigen Situation frustrierte, stresste und schnell in die Mutlosigkeit führte. Umgekehrt erzeugte die aufrechte Körperhaltung bei den Probanden eindeutig mehr Zuversicht und einen stärkeren Willen zum Durchhalten.

Denken wir weiter: Malen wir uns nur grob aus, welchen einschränkenden Einfluss eine gewohnheitsmäßige – womöglich über Jahre angewöhnte – gekrümmte Haltung auf unsere Gefühlswelt, unser Leistungsvermögen und auf unsere innere Grundhaltung uns selbst und der Welt gegenüber haben könnte. Wenn schon acht Versuchsminuten den Unterschied zwischen zuversichtlich und frustriert ausmachen, welche Auswirkungen haben dann wohl fünf, zehn oder gar mehr als 20 Jahre in einer unangemessenen Haltung auf unsere Gefühle, unsere Stimmung und auf unsere Haltung uns selbst und der Welt gegenüber?

Auch dazu ein Beispiel aus der Forschung: Ein Mensch, dessen Körper in Resignation erstarrt ist, wird mit hoher Wahrscheinlichkeit – selbst, wenn er mit seinen Worten Freude und Begeisterung ausdrückt – resigniert wirken, auf sich selbst und auch auf andere. Anspruch und Wirklichkeit driften auseinander. Er wirkt unauthentisch und läuft dadurch Gefahr, wider Willen hinter den Zielen, die er sich für sein Leben gesteckt hat, zurückzubleiben und sein tatsächliches Potenzial nicht nutzen zu können.

MIMIK MACHT STIMMUNG

Der Würzburger Sozialpsychologe Fritz Strack ging zusammen mit seinen Kollegen an der Uni Mannheim 1988 der Frage nach, inwieweit das Anspannen der Gesichtsmuskeln das Empfinden beeinflusst. Hierzu bildete das Team um Strack drei Versuchsgruppen: Gruppe eins hatte die Aufgabe, einen Stift mit der Hand zu halten. Die Probanden in Gruppe zwei sollten den Stift mit den Lippen halten, wodurch sie einen schlecht gelaunt erscheinenden Schmollmund formen mussten. Gruppe drei hingegen sollte sich den Stift so zwischen die Zähne klemmen, dass dies zu einem Lachgesicht mit hochgezogenen Mundwinkeln führte. Die Gruppen sollten sich nun Cartoons anschauen und in einer Skala angeben, wie lustig sie die Cartoons fanden. Das Ergebnis war bemerkenswert: Diejenigen, die ein Lachgesicht gemacht hatten, fanden die Cartoons am lustigsten. Die Gruppe mit dem »schlecht gelaunten« Schmollmund hingegen fand die Cartoons am wenigsten lustig.

Dieser Versuch hat den Begriff des Facial Feedback, des Gesichts-Feedbacks, geprägt. Mit anderen Worten: Strack konnte zeigen, dass eine Manipulation der rein körperlichen Muskelaktivität unser emotionales Erleben entscheidend beeinflussen kann.

In mehreren Experimenten amerikanischer Wissenschaftler aus dem Jahr 2019 ließen sich Menschen, die unter einer Depression litten, von Ärzten mithilfe von Botox-Injektionen die Muskeln lähmen, welche an der Stirn die Zornesfalte zwischen den Augenbrauen hervorrufen. Auch hier waren die Ergebnisse höchst erstaunlich: Denn tatsächlich hatte sich mehrere Wochen nach der Behandlung bei 60 Prozent der Behandelten die Stimmung deutlich aufgehellt.

Mund und Gehirn beeinflussen einander

Sarah Pressman, Professorin für Psychologie und Sozialverhalten an der Universität von Kalifornien, konnte eine höchst interessante Entdeckung machen: Sie fand heraus, dass sich nach erhöhtem Stress die Pulsrate bei denjenigen Versuchspersonen, die lächelten, am schnellsten wieder beruhigte. Wenn wir glücklich sind, sendet das Gehirn automatisch Signale zum Lächeln an die Muskeln. Umgekehrt geht das genauso: Der Mund sendet Signale an das Gehirn, dass wir glücklich sind, und zwar unabhängig davon, ob wir uns so fühlen oder nur der Mund lächelt. Dabei wies sie nach, dass es nicht auf die Art des Lächelns – also echt, auch mit den Augen, oder unecht, nur mit dem Mund – ankommt.

Selbst beim Sport werden Anstrengungen mit einem Lächeln im Gesicht nachweislich als weniger stark wahrgenommen. Der Sauerstoffverbrauch des Körpers nimmt bei gleicher Leistung ab. Sogar in den Regenerationsphasen sinkt der Puls rascher und die Muskulatur ist entspannter, wenn der betreffende Athlet ein Lächeln auf den Lippen trägt.

DIE MACHT DER MUSKELN ÜBER IHRE INNERE HALTUNG

Doch wie ist es möglich, dass die Muskeln so wirkungsvoll unsere innere Haltung beeinflussen? Die Erklärung steckt in der innigen Verbindung der körperlichen und der psychischen Reizverarbeitung. Denn depressives Denken, aber auch Denken in anderen Stimmungslagen wirkt in verschiedenen Systemen des Gehirns – den Zentren für Sprache, dem Speicher für Bildeindrücke und auch in den Verbindungsbereichen zwischen Körperzuständen und Emotionen. Selbst wenn wir nur einen Teil dieser Systeme durch einen Impuls aktivieren, werden dadurch auch die anderen zuständigen Bereiche mit aktiviert. Aus diesem Grund lassen sich auch Depressionen durch unterschiedliche Maßnahmen – nicht allein durch Gesprächstherapie – angreifen und verändern. Bringt man also jemanden in eine negative oder positive Stimmung, dann wird er dadurch auch seine Haltung verändern und sich anders bewegen. Umgekehrt bewirkt ein neues Bewegungsverhalten auch eine Veränderung der Stimmung.

SELBSTVERTRAUEN, STOLZ UND RÜCKENHALTUNG

Wenden wir uns im nächsten Schritt solchen Qualitäten wie Selbstvertrauen und dem Gefühl von Stolz zu: In einer bis heute als grundlegend geltenden Langzeitstudie untersuchten die beiden US-Psychologen Glen Weisfeld und Jody Beresford über mehrere Jahre hinweg die Körperhaltung von männlichen Highschool-Absolventen, unmittelbar nachdem diese ihre Abschlussnote erfahren hatten. Die 1982 veröffentlichten Ergebnisse zeigten: Diejenigen mit den besseren Noten veränderten ihre Haltung, indem sie sich ganz unbewusst wie von selbst ein kleines bisschen mehr aufrichteten. Diejenigen mit den schlechteren Noten sanken mehr in sich zusammen. Jene mit Noten im mittleren Bereich zeigten keine Veränderung der Körperhaltung.

In einem anderen Experiment wurde untersucht, ob die Körperhaltung auch direkt auf die Emotionslage wirken kann. Das Ergebnis: Diejenigen, die aufrecht saßen, während sie ein Lob bekamen, gingen deutlich selbstbewusster und stolzer mit ihrem guten Ergebnis um als diejenigen, die ein Lob in gekrümmter Position erhalten hatten.

STÄRKE UND SELBSTSICHERHEIT DURCH MACHTVOLLE KÖRPERPOSEN

Psychologen der US-amerikanischen Harvard- und Columbia-Universitäten stellten 2015 im Rahmen einer Studie mit 61 Probanden fest, dass Versuchspersonen mit höheren Werten des Geschlechtshormons Testosteron und niedrigeren Werten des Stresshormons Cortisol im Speichel reagierten, nachdem sie einige Minuten lang eine starke, selbstsichere Haltung eingenommen, mit kräftiger Stimme gesprochen und ihre Worte mit gebieterischen Gesten untermalt hatten. Auch stellte sich bei mehreren von ihnen ein gesteigertes Gefühl von Selbstvertrauen und Macht ein.

In der Untergruppe, die eine zögerliche, eher unterwürfige und unsichere Körperhaltung an den Tag legte, konnten die Forscher zum Teil entgegengesetzte biochemische Reaktionen nachweisen: Das Testosteron im Speichel sank, während das Cortisol angestiegen war.

Eine selbstsichere, machtvolle Körperhaltung, so eine der Schlussfolgerungen, kann also dazu beitragen, dass wir uns selbstbewusster fühlen. Die Reaktionen, die uns unsere Mitmenschen daraufhin zurücksenden, können wiederum erneut das Selbstwertgefühl heben und so können wir uns kraft unseres Körperausdrucks aus eigenen Stücken zu einer Selbststärkung verhelfen. Wir können diese Kettenreaktion selbst in Gang setzen.

Um auch die Risikobereitschaft der beiden Gruppen zu bewerten, nahmen die Teilnehmer unmittelbar nach den Posen an einer kurzen Glücksspiel-Aufgabe teil. Das Ergebnis war auch hier ein erstaunliches: Denn die Probanden aus der Gruppe der Machtposen verhielten sich in der Glücksspiel-Aufgabe risikofreudiger als die in der Gruppe mit den Posen des Zögerns und der Unterwürfigkeit. Auch wenn die durchführenden Forscher sich untereinander in der Bewertung der Ergebnisse nicht immer vollkommen einig waren, bestätigen diese Resultate viel von dem, was man zum Beispiel im Profifußball immer wieder beobachten kann: Ist der Körperausdruck des einen Teams nicht machtvoll genug, steigt das Risiko, dass es womöglich, trotz besserer technischer Ausbildung und Fitness, vom gegnerischen Team, welches dominanter auftritt, gnadenlos überflügelt und regelrecht an die Wand gespielt wird.

BEWEGUNGSGEWOHNHEITEN HABEN WIR FRÜHZEITIG ERWORBEN

Viele unserer Haltungs- und Bewegungsgewohnheiten erlernen wir in jungen Jahren. Manche behalten wir ein Leben lang bei. Vielleicht einen kerzengerade aufgerichteten Rücken, vielleicht nach vorne-unten hängende Schultern oder auch einen breiten, sicheren Stand. Manche Haltungen sind für uns so charakteristisch, dass sie sich bei unseren Mitmenschen bleibend einprägen. Wie eine Visitenkarte rufen diese charakteristischen Bewegungsmuster bei unseren Mitmenschen ganz bestimmte Erinnerungen und Gefühle hervor, wenn sie an uns denken. Tatsächlich ist den meisten Menschen nicht einmal bewusst, dass sie sich mit ihren körperlichen Haltungsgewohnheiten auch ganz spezielle innere Haltungen aneignen. Manche können uns helfen, uns innerlich zu stabilisieren, manche können uns schwächen und wiederum andere haben auch das Potenzial, uns zu beflügeln.

Schauen wir uns nun an, was in der frühesten Kindheit jedes Menschen geschieht. Wir wissen heute, dass die Stimmung eines gesunden Kleinkindes sich immer vollständig über seinen Körper ausdrückt. Ganz gleich, ob es traurig oder fröhlich ist – das Kind wird seine momentane Stimmung im wahrsten Sinne des Wortes stimmig auch körperlich leben und ausdrücken:

Wenn es lacht, dann lacht es vom Kopf über die Fingerspitzen bis in die Zehen, wenn es weint, ebenso. Wut, Freude, Traurigkeit – all dies zeigt sich bei ihm durch den gesamten Körper. Die innere Haltung des Kindes befindet sich im perfekten Einklang mit seinem Ausdruck. Genau diese Stimmigkeit, diese noch erhaltene Fähigkeit, sich selbst treu zu sein, sich nicht zu verbiegen und die eigenen, momentanen Lebensthemen voll zu verkörpern, wird von vielen Ärzten, Pädagoginnen und Psychologen als eine wichtige Voraussetzung für Gesundheit angesehen.

Kinder bringen geradezu »wie von selbst« Knochen und Gelenke in ihre von Natur aus vorgesehene bestmögliche Anordnung. Daher kennen Kinder weder Hexenschuss noch andere Schmerzprobleme am Bewegungsapparat. Auch Schwierigkeiten wie gesteigerte psychische Erschöpfbarkeit oder Burn-out sind bei Kindern in aller Regel noch kein Thema.

Die beim Kind noch perfekt ausbalancierten und – im Gegensatz zu vielen Erwachsenen – noch nicht unharmonisch verkürzten Muskeln ermöglichen es dem Skelett, in dieser günstigen Grundhaltung zu bleiben.

Im weiteren Verlauf probiert nun das körperlich in sich stimmige Kind hoch motiviert und voller Erkundungsgeist jede mögliche Körperhaltung aus. So beginnt es, sich selbst und die Welt zu begreifen. Hierfür ernten jedoch viele Kinder vonseiten ihrer erwachsenen Bezugspersonen immer wieder Ermahnungen, An- und Zurechtweisungen wie: »Sitz gerade am Tisch!«, »Hör auf zu wippen!«, »Halt die Beine still!« und so weiter. Vielleicht kennen auch Sie die entsprechenden Stimmen und Sätze aus Ihrer Kindheit. Und auch, wenn es die Eltern und Großeltern damit nur gut meinen, können solche Zurecht- und Zurückweisungen bei dem Kind dazu führen, dass es lernt: »Wie ich es mache, ist es nicht richtig. Ich bin nur dann ein guter Mensch, wenn ich das mache, was meine (machtvollen) Bezugspersonen von mir wollen.« Um den Erwachsenen nun zu genügen, fängt das Kind an, diejenigen zu kopieren, die es korrigieren, und die angeblich wissen, wie es sein soll.

So haben manche Mädchen bereits im Kindergartenalter Fehlhaltungen wie X-Beine, Hohlkreuz, Plattfüße oder bis zum Anschlag durchgedrückte Knie von ihren Müttern übernommen, während die Jungen in dieser Phase oft bereits den Körperausdruck und die Haltung ihrer Väter kopiert haben, einschließlich aufgeblähtem Brustkorb, einem viel zu hoch angehobenem Kinn und Fehlstellungen der Füße, die das Sprunggelenk bei jedem Schritt nach innen einknicken lassen. Indem das Kind also einzelne Attribute der Eltern ungefiltert übernimmt, verliert es seine Stimmigkeit.

In der weiteren Kindheit und Jugend spielen dann oft Vorbilder von außen eine Rolle, zum Beispiel werden Musikstars imitiert. Posen auf Modefotos wirken zwar interessant, bedeuten jedoch – in den Alltag übernommen und angewöhnt – mitunter hochproblematische Haltungsfehler. Und auch die Gruppe von Jugendlichen, zu der man gehört oder gehören möchte und die eine bestimmte Art, sich anzuziehen, zu sprechen oder sich zu halten kennzeichnet, färbt leicht ab und bestimmt die eigenen Gewohnheiten.

Jede gewohnheitsmäßige Veränderung der optimalen Ausgangshaltung, der Neutralstellung, führt mit den Jahren zu einer Veränderung am Skelett, und zwar in einer Kettenreaktion durch den ganzen Körper. Ein gewohnheitsmäßig vorgeschobenes Becken verändert nach und nach die Wirbelsäule, verschiebt die Schultern, lässt die Rippen hängen, der Kopf verschiebt sich weiter nach vorn, der Hals wird kurz und breit. Nach unten verändert sich die Form des Beckens, verändern sich die Beinachsen, die Knie, die Sprunggelenke. Und die Füße müssen viel mehr Druck aushalten.

Die Auswirkungen können fatal sein, denn wenn Haltungsfehler erst einmal ihren Lauf genommen haben und nicht korrigiert werden, können sie bereits in jungen Jahren dazu führen, dass die Betroffenen ihr natürliches Entwicklungspotenzial – sowohl geistig als auch körperlich – nur begrenzt nutzen können. Später im Erwachsenenalter sind Fehlhaltungen oft auch die Ursache von schmerzhaften Gesundheitsstörungen. Diese können von Minderungen der Beweglichkeit über Probleme mit dem Stoffwechsel und den inneren Organen bis hin zu schweren Schädigungen des Bewegungsapparats und Schmerzen an den Gelenken und am Rücken reichen. Und sogar schwerwiegende psychische Einschränkungen gehen in ihrer Entstehung und in ihrem weiteren Verlauf oft eng mit Fehlhaltungen und Haltungsschwächen einher.

Wird ein Haltungsmuster, das wir – bewusst oder unbewusst, als Kinder oder Erwachsene – einmal übernommen haben, über eine gewisse Zeit beibehalten, dann kann es uns so sehr zur Gewohnheit werden, dass wir die dadurch hervorgerufene Schieflage in vielen Fällen nicht einmal mehr spüren. Wir halten sie aufgrund der eingesetzten Gewöhnung für völlig normal.

Jedes Verharren in einer Haltung friert gewissermaßen die zugehörige Emotion in dieser Haltung ein und beraubt den Körper der Fähigkeit, andere Gefühle spontan und vor allem intensiv auszudrücken. Ein Mensch, dessen Körper in Resignation erstarrt ist, bleibt selbst im Bekunden von Freude resigniert. Ich begegne in meiner therapeutischen Arbeit alten Menschen, die durch Schicksalsschläge so gebeugt und verkrümmt sind, dass sie überhaupt keinen Unterschied mehr spüren, wenn sie sich aufrichten. Noch während sie angestrengt um eine Wahrnehmung ringen, sacken die Knochen wieder in sich zusammen, weil kein »Muskelwissen« mehr vorhanden ist.

Indem wir jedoch lernen, den eigenen Körper und damit einen Teil von uns selbst wieder achtsam wahrzunehmen und unser Körpergefühl zu verbessern, können wir zu einem gesunden, natürlichen Körpergefühl zurückkehren.

EINE HALTUNG ENTWICKELN,
DIE IHNEN NÜTZT

Fakt ist: Mit dem Körper beeinflussen wir die Psyche. Doch heißt das nun, dass man sich einfach nur gerade hinsetzen muss, und schon verwandelt man sich im Handumdrehen vom Schnellkapitulierer zum souveränen, energiegeladenen Erfolgsmenschen? Entwickeln wir uns umgehend zu einem Gewinner, indem wir eine Siegerpose einnehmen? Können wir depressive Anteile und schlechte Laune wirklich mir nichts, dir nichts einfach so abstreifen, wenn wir uns einen Stift so zwischen die Zähne klemmen, dass dabei die Mundwinkel nach oben wandern?

Ganz so einfach ist es sicher nicht. Wir sollten definitiv nicht den Fehler machen, zu dem Schluss zu kommen, dass es »auf Knopfdruck« glücklich macht, wenn man einfach nur ein fröhliches Gesicht aufsetzt. Das wäre ein voreiliges Übertragen von Laborergebnissen auf die weit komplexere Wirklichkeit unseres Alltags. Denn zu einem Lächeln und einer harmonischen, wirklich tragfähigen Regulierung unserer Emotionen braucht es beileibe mehr als ein paar Gesichtsmuskeln. Wir können allerdings in Momenten mit sehr viel Stress unsere Körperposition verändern und so positiv auf die Psyche einwirken. In der Tat spielt hierbei die Haltung des gesamten Körpers eine Rolle. Negative Gedanken oder Gefühle lassen sich vielleicht nicht immer vollständig auflösen – dennoch ist es stets möglich, die Körperhaltung zu korrigieren, etwa Füße und Beine intelligent auszurichten, ins Aufrechte zu kommen, die Schultern in ihre natürlich-korrekte Stellung kommen zu lassen und einige Male tief in den Bauch zu atmen. So können wir systematisch unsere äußere Position dazu nutzen, uns auch innerlich in Balance zu bringen.

LERNEN SIE DIE WIRKUNG IHRER KÖRPERHALTUNG PRAKTISCH KENNEN

Und nun können Sie direkt mit dem praktischen Training beginnen. Probieren Sie die folgenden Körperhaltungen aus, und erleben Sie selbst, wie stark sich allein schon die Position, die Sie mit Ihrem Kopf, Ihrem Rumpf und Ihren Gliedmaßen einnehmen, auf Ihr Denken, Ihre Gefühle und somit auf Ihre innere Haltung sich selbst und der Welt gegenüber auswirkt. Die nun folgenden Übungen gehören wohlgemerkt noch nicht zu dem eigentlichen Haltungstraining. Sie sollen Ihnen an diesem Punkt des Buches vielmehr als kleine Kostprobe der großen Macht dienen, die Ihrer Körperhaltung innewohnt, wenn Sie sie bewusst für sich nutzen.

ÜBUNG 1: HÄNGEN LASSEN

Nehmen Sie die Körperhaltung eines völlig niedergedrückten Menschen an: Machen Sie den Rücken rund und ziehen Sie die Schultern nach vorne und oben. Lassen Sie den Kopf, die Augenpartie und die weiteren Gesichtszüge hängen. Und jetzt probieren Sie – ohne sich aus dieser Position herauszubewegen – sich von ganzem Herzen zu freuen. Nur zu! Probieren Sie es. Können Sie merken, dass es fast unmöglich ist? **Anmerkung:** Wenn Sie den starken Kontrast unterschiedlicher Körperhaltungen besonders intensiv erleben möchten, so können Sie die gerade gemachte Übung der jeweils nächsten Übung voranstellen. Das kann helfen, den Unterschied zu den nun folgenden Übungen 2 bis 4 deutlicher zu erkennen und den Einfluss der Körperhaltung auf Ihre Gefühlswelt noch besser wahrzunehmen.

ÜBUNG 2: IN DIE FREUDE KOMMEN

Und nun andersherum: Drücken Sie mit Ihrem ganzen Körper freudige Erregung aus! Jubeln Sie, tanzen Sie auf der Stelle, als wären gerade Ihre größten Wünsche Wirklichkeit geworden. Strahlen Sie von einem Ohr zum anderen. Behalten Sie diesen Körperausdruck bei und versuchen Sie währenddessen tiefe Traurigkeit zu empfinden. Können Sie merken, dass auch dies ein Ding der Unmöglichkeit ist? Auch hier gibt Ihr Körper Ihrem Geist den Weg vor.

ÜBUNG 3: MACHT UND STÄRKE

In Situationen, in denen wir Selbstsicherheit, Durchsetzungsvermögen und Anspruch auf Respekt zum Ausdruck bringen wollen, kann es förderlich sein, wenn wir uns uns selbst in der Rolle eines Generals vorstellen. Nehmen Sie einen breitbeinigen, stabilen Stand ein, straffen Sie den Brustkorb und nehmen Sie die Schultern zurück. Halten Sie Rücken, Hals und Kopf kerzengerade und verschränken Sie dazu noch die Arme souverän auf dem Rücken. Bleiben Sie in dieser Haltung und nehmen Sie wahr, wie sie mental auf Sie wirkt.

ÜBUNG 4: HERZENSWÄRME UND LEBENSKRAFT

Wenn Sie einen kleinen Zusatz an Energie, Freude und Herzenswärme brauchen, kann Ihnen diese Übung gute Dienste erweisen: Richten Sie sich im Stehen auf und nehmen Sie die Hände weit nach oben über den Kopf. Nehmen Sie einen tiefen Atemzug. Malen Sie sich aus, wie sich dadurch Ihr Brustkorb auf den doppelten Umfang ausdehnt. Richten Sie dabei den Blick nach oben und bringen Sie Ihr ganzes Gesicht zu einem breiten Lächeln. Nun noch einen Moment in genau dieser Position innehalten. Spüren Sie in sich hinein: Können Sie eine Wirkung auf Ihre Stimmung wahrnehmen?

SIE GEBEN DIE RICHTUNG VOR, IN DIE SIE SICH ENTWICKELN

Selbstvertrauen, innere Stärke, Klarheit, Zuversicht und Lebensfreude sind Erfolgsfaktoren, die wir selbst an uns fördern können. Wenn ich meinen Klienten erkläre, dass sie diese Fähigkeiten bei sich selbst, allein durch den Einsatz einer bestimmten Körpersprache, regelrecht trainieren können, stoße ich manchmal zunächst auf Skepsis.

Es ist eine weit verbreitete Überzeugung, dass Selbstvertrauen, innere Stärke und Lebensfreude etwas seien, das man entweder in den Genen hat oder nicht. Einfach nur die Haltung und die Bewegungen zu verändern, sei lediglich der Versuch, etwas vorzutäuschen, was nicht wirklich da ist. Doch das stimmt so nicht. Denn aufgrund der bewiesenen Wechselwirkung von Geist und Körper kann man tatsächlich durch verändertes Auftreten nicht nur selbst augenblicklich echtes Selbstvertrauen empfinden, sondern es auch anderen Menschen vermitteln und es manchmal sogar auf sie übertragen.

BODY TO BODY: IHRE KÖRPERHALTUNG WIRKT AUF JEDE IHRER ZELLEN

Mit der Körperhaltung, die Sie einnehmen, können Sie nicht nur Ihr Denken, Ihre Gefühle und Ihre mentale Einstellung beeinflussen. Auch Ihr gesamter Organismus wird davon beeinflusst. Durch eine korrekt ausgerichtete und vital aufgespannte Haltung können Sie heilend und kräftigend auf Ihren gesamten Körper einwirken.

Viele Menschen wissen leider viel zu wenig darüber, wie sehr Fehler in der Körperhaltung nicht nur an den Knochen, Gelenken, Sehnen, Bändern, Muskeln und Faszien zu Problemen führen können, sondern wie dadurch zwangsläufig auch sämtliche weitere Organe des Körpers in Mitleidenschaft gezogen werden.

WIE SIE IHRE ORGANE MIT IHRER HALTUNG BEEINFLUSSEN

Zur besseren Verdeutlichung ein Beispiel: Vermutlich haben Sie schon einmal eine Sport- oder Reisetasche gepackt, die für all die Sachen, die hineinsollten, eigentlich viel zu klein war. Um trotzdem alles unterzukriegen, mussten Sie ordentlich stopfen. In der Tasche wurden durch diesen Druck die zuvor noch ordentlich zusammengelegten Kleidungsstücke unordentlich, zerknüllt und verzogen. So in etwa können Sie sich auch den Effekt eines Rundrückens auf Ihren Körper vorstellen: Dadurch, dass die Wirbelsäule nicht korrekt aufgerichtet, sondern gekrümmt verläuft, wird der Brustkorb zusammengebeugt und fällt ein. Das wiederum erzeugt Druck auf den Bauchraum, der in seinem natürlichen Volumen dadurch deutlich verkleinert wird. Der Brustraum drückt das Zwerchfell in den Bauchraum, die Bauchdecke verkürzt sich, und das wirkt auf alle inneren Organe ähnlich eindrückend wie ein zu eng eingeschnürtes Korsett. Die Organe im Bauch – also Magen, Dünn- und Dickdarm, Leber und Bauchspeicheldrüse bis weiter hinunter zu unseren Geschlechtsorganen und der Blase – werden ähnlich unter Druck gesetzt wie die Kleidungsstücke bei unserem Beispiel mit der Tasche.

Den Organen bleibt so nur die Möglichkeit, sich in dem eingedrückten Bauchraum eine neue unnatürliche Lage zu suchen. Die Organe werden verformt und – ihres natürlichen Platzes verwiesen – dazu gezwungen, umzuziehen. Der erhöhte Druck auf die Bauchorgane und die dortigen Blutgefäße führt zu einem Anstieg des Blutdrucks. Der natürliche Fluss in Blutgefäßen und Lymphbahnen wird behindert. Mitunter bleibt auch eine Stauchung der Organe nicht aus. Im Darm kann es so immer wieder zu Stockungen der Speisen- und Stuhlbeförderung kommen, sodass die Fäkalien deutlich länger im Darm bleiben, bevor es zur Stuhlentleerung kommt.

Ein Blick auf die Krankheitsstatistiken zeigt, dass Hunderttausende Menschen jedes Jahr unter Magen- und Darmproblemen leiden. Eine Haltungskorrektur könnte hier oft viel zur Besserung beitragen. Leider jedoch wird dieser Wirkfaktor meist weder erkannt noch angewendet. Aus meiner klinischen Arbeit, bei der ich immer wieder auch das Fach der Ernährungstherapie mit der körpertherapeutischen Arbeit verbinde, weiß ich, dass viele betroffene Menschen, nachdem sie manchmal über Jahre hinweg unter schweren chronischen Verdauungsproblemen gelitten hatten, eine deutliche Erleichterung erfahren konnten, nachdem sie ihre zuvor ungünstige Körperhaltung im Alltag erkannt und korrigiert hatten.

Doch damit sind wir noch lange nicht am Ende der negativen Effekte eines Rundrückens: Denn durch den eingeengten Oberkörper drücken schließlich auch die Bauchorgane nach oben gegen das Zwerchfell und schränken es in seiner natürlichen Bewegungsfreiheit ein. Dadurch kann dieser maßgebliche Antreiber unserer Atmung sich nicht mehr tief genug absenken und verliert, wenn dies über längere Zeit der Fall ist, erheblich an Beweglichkeit. So kommt es zu einer verminderten Bauchatmung und zur ungünstigen hohen Brustatmung. Die Atemzüge werden flacher und kürzer. Die Lungen füllen sich nicht mehr vollständig mit Atemluft und die Sauerstoffversorgung im ganzen Körper verschlechtert sich. Jede Zelle des Körpers ist davon betroffen. Das Leistungsvermögen und die Konzentrationsfähigkeit sinken, und der betroffene Mensch fühlt sich nicht mehr so vital und viel schneller erschöpft.

Die durch einen Rundrücken eingeleitete Kettenreaktion durch den Körper wirkt noch viel weiter: Denn über weiterführende Faszien sind auch die Nieren mit dem Zwerchfell verbunden. Die Nieren sorgen für die Entgiftung des Körpers, die Regulierung des Blutdrucks, die Säure-Basen-Balance sowie für die Produktion zahlreicher lebenswichtiger Hormone. Durch die Fehlhaltung werden auch sie von ihrem natürlichen Platz verdrängt und können so in ihrem Leistungsvermögen und ihrer Gesundheit beeinträchtigt werden. Doch damit immer noch nicht genug: Auch die Leber, ebenfalls zentral für Entgiftung und einen gesunden Stoffwechsel, ist direkt betroffen, wenn die Körperhaltung nicht stimmt. Denn da die Leber fest mit der Unterseite des Zwerchfells verbunden ist, führt bei einem Rundrücken die Verlagerung des Zwerchfells dazu, dass auch die Leber von ihrer natürlichen Position weggeschoben und in ihrer Funktion behindert wird.

Die Aorta, also die Hauptschlagader, führt durch das Zwerchfell hindurch. Wenn sich also die Position des Zwerchfells unnatürlich verändert, wird zwangsläufig auch die Aorta verbogen. Zur Verdeutlichung können Sie sich hierzu vorstellen, wie Sie mit dem Fuß ganz langsam auf einen Gartenschlauch treten, durch den gerade jede Menge Wasser fließt. Durch das Abdrücken können Sie merken, wie der Wasserfluss am Ausgang des Schlauchs immer weniger wird, während der Druck vor Ihrem Fuß zunimmt. Indem nun der Druck in der Hauptschlagader zunimmt, steigt umgehend auch der Druck auf das Herz. Das Herz wiederum ist fest über Faszien mit der oberen Seite des Zwerchfells verbunden. Durch die Kippung des Zwerchfells geht also auch das Herz in einen Lagewechsel: Es wandert nach oben und die Herzspitze neigt sich in Richtung der seitlichen Brustwand.

DIE KORREKTE KÖRPERHALTUNG: EINE GUTE BASIS FÜR IHRE GESUNDE ENTWICKLUNG

Wann immer Ihnen also Probleme mit Ihrem Wohlbefinden oder Ihrer Gesundheit zu schaffen machen, kann ich Sie aufgrund meiner jahrzehntelangen Erfahrung nur dazu ermutigen, sich genauer mit der eigenen Körperhaltung zu beschäftigen und gegebenenfalls sogar einen Experten oder eine Expertin aufzusuchen, der oder die Sie dabei unterstützt, eventuell vorhandene Haltungsfehler zu erkennen und fundiert zu korrigieren.

Natürlich kann man nicht grundsätzlich jedes psychische oder körperliche Problem ausschließlich mit Fehlern in der Körperhaltung begründen. Zugleich lässt sich aber auch nicht leugnen, dass sich unzählige Erkrankungen des Herz-Kreislauf-Systems, der Verdauungsorgane, der Ausscheidungs- und Entgiftungsorgane, des Hormonhaushalts und auch der Psyche günstig beeinflussen lassen, indem man korrigierend auf die Körperhaltung einwirkt.

Aus meinen eigenen Erfahrungen an mir selbst und im ständigen Austausch mit meinen Klienten, Patientinnen und Seminarteilnehmern weiß ich nur zu gut, wie sich das Atemvolumen eines nicht korrekt aufgerichteten Menschen schon nach wenigen Minuten mit den in diesem Buch enthaltenen Übungen und Anregungen deutlich verbessern lässt. Indem sich ein Mensch mit Rundrücken seine Situation bewusst macht und sich im Alltag angewöhnt, auf seine Haltung beim Gehen, Stehen, im Liegen und im Sitzen zu achten, tritt bereits an Tag eins eine deutlich verbesserte Sauerstoffversorgung ein – ohne dass er dafür über Monate hinweg ein Cardiotraining machen musste.

Das bedeutet keineswegs, dass Fitnesstraining nutzlos ist. Ganz im Gegenteil: Tausende hoch seriöse und einwandfreie Forschungsstudien und die Erfahrungen von Millionen Menschen weltweit belegen eindeutig den hohen Wert eines verbesserten Fitnesszustands für die psychische und körperliche Gesundheit, das Leistungsvermögen und das Wohlbefinden. Die tatsächliche Grundlage für einen ordentlichen Trainingserfolg ist und bleibt jedoch eine möglichst korrekte Körperhaltung. Denn unsere Körperhaltung begleitet uns den ganzen Tag. Sie ist die Basis für unser Leben. Bei der Arbeit, in der Freizeit, beim Schlafen und auch, wenn wir trainieren. Solange unsere Haltung fehlerhaft ist, werden wir bei all unseren Aktivitäten – körperlich und psychisch – nur eingeschränkte Erfolge erzielen. Je besser Sie Ihre Haltung korrigieren, desto höher Ihre Chancen, in die Balance zu kommen. An Leib und Seele. Mehr dazu lesen Sie im Kapitel »Integrieren Sie die korrekte Körperausrichtung in Ihr Sporttraining« (ab S. 202).

SCHLANKER WERDEN

Bei vielen Menschen in unserer Gesellschaft vergrößert sich mit fortschreitendem Alter der Taillenumfang aufgrund eines größeren Fettanteils. Der Bauch wird voluminöser, die Hüften vergolden und auch am unteren Rücken nehmen die Fettpolster zu und treten dort in querfaltiger Form in Erscheinung. Was jedoch, wenn die erweiterte Taille nicht oder nur zum Teil auf mehr Körperfettmasse zurückzuführen ist und somit manchmal gar kein tatsächliches Gewichtsproblem darstellt, sondern auf einem Fehler in der Körperhaltung beruht? Natürlich ist ohne Frage das Thema Überernährung und Übergewicht eines der großen gesundheitlichen Themen unserer Zeit, und ich behaupte nicht, dass sämtliche erhöhten Taillenumfänge hauptsächlich von einer unnatürlichen Haltung herrühren. Dennoch spielt, wenn es um die Körperproportionen und die Größendimensionen der Taille geht, auch die Frage der Haltung weit häufiger eine Rolle, als wir zunächst annehmen würden.

DIE TAILLE WIRD BREITER, WENN DIE AUFRICHTUNG FEHLT

Sicher wissen Sie, dass es völlig normal ist, dass Menschen mit zunehmendem Alter ein wenig an Körpergröße verlieren. Das geschieht, weil sowohl die Knochen als auch die Knorpel der Gelenke und der Bandscheiben teils durch Abnutzung und teils aufgrund der Kompression durch die Schwerkraft mehr und mehr zusammengedrückt werden und so an vertikaler Dicke verlieren.

Befindet sich ein Mensch nicht in einer zentrierten, entspannt-aufgespannten Haltung, und damit auch nicht in der idealen Statik, dann wirkt sich die Kompression aufgrund der Schwerkraft zuallererst und zugleich am meisten im Bereich von Bauch und Taille aus. Das liegt wesentlich darin begründet, dass in diesem Bereich – anders als an Becken und Brustkorb – keine stabilisierende knöcherne Verbindung vorhanden ist, die die Form vorgibt. Es ist also alles andere als verwunderlich, dass sich bei vielen Menschen im Laufe ihres Lebens zuerst und am ehesten die Körperform am Bauch und an der Taille verändert.

Dadurch, dass die Längenkompression in der Körpermitte ihren Kernpunkt bekommt, kommt es an Bauch, Flanken und Rücken auch zu einer vermehrten Ansammlung von Haut. Und damit – da sich im Unterhautgewebe auch ein Großteil unserer Fettmasse befindet – selbst bei Menschen, die eigentlich normalgewichtig sind, zu einer Verdickung und Faltenbildung, die uns dann rund um die Taille deutlich massiver wirken lassen. Zwar ist der betreffende Mensch deswegen weder schwerer noch fettreicher geworden – doch er wirkt so.

Zur Veranschaulichung können Sie sich einen weichen Gummiball vorstellen, den man von oben zusammenpresst, indem man ihn auf den Boden drückt. Der Ball wird sich in der Breite ausdehnen. Wenn Sie damit aufhören, den Ball von oben unter Druck zu setzen, wird er sich wieder in die Höhe ausbreiten. Gleichzeitig wird er wieder an Umfang verlieren und schlanker werden.

Nach dem gleichen Prinzip funktioniert auch die zentrierte, entspannte Aufrichtung beim Menschen: Indem wir durch entspanntes Aufspannen wieder unsere volle Größe einnehmen und die verkürzten Strukturen am Körper in unser natürliches Maß zurückbringen, harmonisieren wir unser Hautbild am Brust- und Bauchraum oft entscheidend und unsere Körperproportionen wirken augenblicklich wieder harmonischer, ausgewogener und anmutiger. Ein Prozess, für den wir jeweils nicht mehr als ein paar Sekunden brauchen und den wir uns dauerhaft angewöhnen können.

FITNESSTRAINING ALLEIN LÖST DAS PROBLEM MEISTENS NICHT

Viele Menschen zieht es auf die Trainingsmatte oder an die Kraftgeräte, in dem Glauben, dass das Auftrainieren der Bauchmuskeln zu einer Verschlankung der Körpermitte und zu einem Abschmelzen des Hautfetts in dieser Region führt. Zwar fördert sowohl die Bewegung beim Training als auch der Aufbau von Muskeln den Energieverbrauch und die Fettverbrennung. Gleichwohl ist keineswegs davon auszugehen, dass Bauchtraining den Bauch automatisch schlank werden lässt. Denn die Abbaumuster unserer Fettdepots unterliegen genetischen Faktoren, und die sind von Mensch zu Mensch sehr unterschiedlich. Während also das Trainieren bei den einen zuvorderst zu einem Abbau von Gesäßfett führt, bewirkt es bei den anderen, dass sie zuerst ihre Fettreserven an Kinn und Gesicht loswerden. Ganz gleich, welche und wie viele Übungen für die Bauchmuskeln wir auch absolvieren: Wenn in unserem genetischen Plan der Abbau der Pölsterchen um die Taille herum erst an fünfter Stelle steht, kommt es dementsprechend erst dann zu einem deutlichen Abbau am Bauch, wenn die vorgeschalteten Reserven an anderen Körperstellen ausreichend verbraucht worden sind.

Natürlich gibt es auch Menschen, bei denen es zuallererst zum Abbau von Körperfett am Bauch kommt. Nur gibt es eben keine allgemein gültige Regel, dass Bauchübungen direkt zu einer Abnahme an Bauchfett führen. Ganz bestimmt sind diese Sätze kein Plädoyer gegen gut trainierte Bauchmuskeln. Denn ohne jede Frage trägt ein gut trainierter Bauch – wie alle anderen Muskeln auch – zu einer besseren Stoffwechsellage bei. Er kann die natürliche Vollatmung unterstützen und uns dabei helfen, die Stabilität von Rumpf und Hüften zu verbessern und so zum Beispiel beim Heben und Tragen schwerer Lasten dafür sorgen, dass unser Körper keinen Schaden nimmt und gesund bleibt.

Allerdings gelten diese Vorteile nur unter der unbedingten Voraussetzung, dass auch die Gegenspieler der Bauchmuskeln an der Rückseite des Körpers ebenfalls gut trainiert sind und somit ein Gleichgewicht zur Vorderseite herstellen. Denn von ihrer Funktion her sind die Bauchmuskeln für die Beugung des Oberkörpers nach vorne zuständig. Sind sie im Gegensatz zu den rumpfstreckenden Muskeln des Rückens zu stark ausgebildet, kann es stattdessen sein, dass sie sogar das Entstehen eines Rundrückens begünstigen.

WIE DIE KÖRPERHALTUNG AUCH IHR ESSVERHALTEN BEEINFLUSST

Seit Anfang der 2000er-Jahre durfte ich während meiner klinischen Arbeit mit der Methode der Somatischen Intelligenz (SI) ein Programm entwickeln, das Menschen mit Übergewicht und Essstörungen hilft, sich durch mehr Achtsamkeit gesünder zu ernähren. Das Motto dabei lautet: Körperwahrnehmung statt Diät. Durch das verfeinerte Spüren von Körpersignalen beim Essen lernen die Betroffenen dabei, sich genau die Nahrung auszusuchen und genau so viel zu essen, wie es dem Körper guttut. Die beeindruckende und für viele Menschen überraschende Wirkung dieser Methode, über die Sie in dem Buch »Dein innerer Ernährungsberater« mehr erfahren können, ist, dass Menschen dadurch, dass sie ihre Körperwahrnehmung beim Essen schärfen, weit bessere Ergebnisse erzielen, als wenn sie versuchen würden, nach Diätregeln zu essen.

Zusammengefasst lässt sich also sagen: Je besser ein Mensch sich der Signale, die der eigene Körper ihm sendet, bewusst wird – wie etwa der körpereigenen Reaktion auf den Geruch des Essens, den Empfindungen an der Mundschleimhaut oder der Bekömmlichkeit des jeweiligen Essens –, desto günstiger wird sich dadurch sein Essverhalten entwickeln.

Zu ihrem Erstaunen machten dabei viele meiner Patientinnen und Patienten die Erfahrung, dass es ihnen bei Tisch in aufrechter Körperhaltung viel leichter fiel, auf diese Signale ihres Körpers (im Fachjargon »Somatische Marker«) zu achten, als wenn sie mit zu wenig Aufspannung oder einem Rundrücken vor ihrem Essen saßen.

Seit Anfang 2019 wird die Methode von der zentralen Prüfstelle für Prävention der gesetzlichen Krankenkassen anerkannt und gefördert. Im Jahr 2020 bekam ich einen Auftrag vom Bundeszentrum für Ernährung, einen wissenschaftlich fundierten Bericht zum Thema Körperwahrnehmung als Mittel zur Verhaltensänderung beim Essen zu verfassen, der im Juni 2020 vom Bundeszentrum veröffentlicht wurde. Zahlreiche Menschen, die mit Diäten nicht weitergekommen waren, konnten mit der Methode der Somatischen Intelligenz endlich den gewünschten Erfolg beim Essen erreichen, Erkrankungen loswerden, ihr Körpergewicht regulieren und ihre Lebenskraft verbessern.

MIND TO BODY: WIE IHRE PSYCHE AUF DEN KÖRPER WIRKT

Manchmal entstehen Fehlhaltungen schlichtweg, weil wir sie uns rein körperlich angewöhnt haben (mehr dazu im Kap. »Bewegungsgewohnheiten haben wir frühzeitig erworben« ab S. 18). Bei unzähligen Menschen hat sich zum Beispiel ein Rundrücken entwickelt, weil sie sich bei der Büroarbeit eine ungünstige Sitzhaltung angewöhnt haben. So etwas kommt häufig vor, und die vielen Menschen, die mit gravierenden Schmerzen wegen beruflich bedingter Fehlhaltungen in Praxen und in Kliniken Hilfe suchen, zeugen davon. Allerdings kann auch die Psyche unsere Körperhaltung wesentlich beeinflussen. Wissenschaftliche Erkenntnisse zeigen, dass die Ursachen für chronische Rückenschmerzen sehr oft auch im psychosozialen Bereich liegen. So ergab eine europäische Untersuchung zu Arbeitsbedingungen, der »European Work Conditions Survey« von 2005, dass über 70 Prozent der Menschen mit Rückenschmerzen auch über Stress im Arbeits- und Privatleben berichteten.

Um auch diese oft verdeckten psychischen Gründe für Haltungsprobleme zu verstehen und mit ihnen umgehen zu können, lassen Sie uns im nun folgenden Schritt dahinterkommen, wie machtvoll der Geist auf unseren Organismus, unsere Muskeln und damit auch auf unsere Haltung wirken kann.

DIE MACHT DER PSYCHE ÜBER UNSEREN KÖRPER

Vielleicht haben auch Sie schon einmal in einer Situation, in der Sie sehr aufgeregt waren, feuchte und kühle Hände gehabt. Die Erklärung: Durch die nervliche Anspannung haben sich die Blutgefäße in der Handhaut verengt, wodurch die Hautoberfläche abkühlt. Gleichzeitig arbeiten aufgrund der nervlichen Belastung die Schweißdrüsen der Handinnenflächen auf Hochtouren.

In einer anderen Situation in Ihrem Leben haben Sie sich vielleicht zutiefst angenommen, geborgen und sicher gefühlt. Prompt wurde Ihr Teint rosig, Hände und Füße warm und der Verspannungsschmerz im Nacken, der Ihnen seit geraumer Zeit zu schaffen machte, war wie weggezaubert.

Beide Situationen beschreiben das Wirkprinzip der Psychosomatik, den Einfluss unserer psychischen Vorgänge auf unseren Körper. Jeder Eindruck, jede Gefühlsregung wirkt sich auf den körperlichen Zustand eines Menschen aus. Empfindet ein Mensch Angst, unangenehmen Leistungsdruck oder Trauer, wird er binnen Sekunden körperlich darauf reagieren: Es werden vermehrt Stresshormone ausgeschüttet, Blutgefäße verengen sich und unzählige weitere Körperfunktionen verändern sich. Empfinden wir hingegen positive Qualitäten wie Vertrauen und Geborgenheit, reagieren Immunsystem und Stresshormone harmonisierend und stabilisierend.

Doch es geht noch weiter: Nicht nur unser Hormonspiegel und unser Immunsystem sind stimmungsabhängig. Sogar die Aktivität unserer Muskeln hängt von unserer seelischen Befindlichkeit ab.

Ist ein Mensch mit inneren oder äußeren Konflikten, Unruhe, Anspannung, Angst, Erfolgsdruck oder Unsicherheit belastet, führt das meist zu einer erhöhten Muskelspannung. Manche Betroffene entwickeln dann schmerzhafte Rückenverspannungen, andere bauen ihre innere Anspannung über die Kiefermuskeln ab und fangen an, mit den Zähnen zu knirschen.

Selbst hinter erhöhtem Blutdruck steht oft schlichtweg ein Zustand innerer muskulärer Anspannung: Unsere Arterien verfügen über ringförmige Muskeln, die sich über die gesamte Gefäßwand erstrecken. Fast immer führt psychische Anspannung reflektorisch zu einer verstärkten Kontraktion dieser Gefäßmuskeln. Die Arterien verengen sich, der Blutdruck steigt.

Steht ein Mensch seelisch unter Druck, hat dies sogar Einfluss auf die Atmung, da hierdurch auch die Zwerchfell-, Zwischenrippen- und Rückenmuskeln in Mitleidenschaft gezogen werden und mit Verspannung reagieren können. Ist die Sauerstoffaufnahme gemindert, sind häufig Konzentrationsstörungen und ungünstige, gekrümmte Körperhaltungen die direkten Folgen. Doch wie kann eine solch negative Wirkungskaskade entstehen, die sich – von der Psyche ausgehend – auf den Körper ausdehnt?

Die Antwort auf diese Frage ergibt sich, wenn wir betrachten, wie unser vegetatives Nervensystem funktioniert. Seine Aufgabe ist es, ohne Zutun unseres Willens oder Bewusstseins die lebenswichtigen Funktionen des Körpers wie Herzschlag, Atmung, Verdauung, Muskelspannung und Stoffwechsel aufrechtzuerhalten. Zudem ist es auch an der Regelung anderer Organe, etwa der Sexualorgane, der Hormondrüsen und auch des Blutdrucks beteiligt. Damit wirkt das vegetative Nervensystem wie eine Brücke zwischen Seele und Körper und vermittelt zwischen den verschiedenen Organen. Zwischen unserem Gehirn und dem restlichen Körper findet ein reger Austausch von Blut, Botenstoffen und elektrischen Signalen statt.

Als Teil des vegetativen Nervensystems ist das Stressnervensystem – im Fachjargon auch sympathisches Nervensystem genannt – bei Stress für die Anspannung im Körper verantwortlich. Als Gegenpol hierzu funktioniert das regenerierende Nervensystem – das parasympathische Nervensystem. Es sorgt für die anschließende körperliche Erholung und Regeneration nach einer Belastungssituation. Ist der Mensch im Gleichgewicht zwischen Belastung und Regeneration, funktioniert dieses System perfekt und die Erholung ist gesichert. Ist der Mensch jedoch im Dauerstress, dann kommt es zur Überaktivität des Stressnervensystems, welche sich über kurz oder lang in körperlichen Symptomen widerspiegelt. Wo sich diese Probleme schließlich manifestieren, hat oft damit zu tun, welches Organ bei dem jeweiligen Menschen am stressanfälligsten ist.

WIE DIE PSYCHE DIE ORGANE BEEINFLUSST

Wenn nun ein Mensch unter dauerhafter Anspannung, Überforderung und Angst oder auch unter Gefühlen wie Hilflosigkeit und Einsamkeit lebt, führt dies, vermittelt durch das vegetative Nervensystem, zu Reaktionen an den Organen. Nicht selten kommt es dann zu Herz- und Kreislaufbeschwerden, Problemen mit Magen und Darm oder zu Erschöpfung. Auch Haltungsfehler können eine Folge sein. Das geschieht dadurch, dass negative Gedanken, Gefühle und psychische Belastungen häufig zu einer verstärkten Anspannung der Muskulatur führen. Da die Anspannung jedoch nicht an allen Muskeln gleichmäßig und flächendeckend zunimmt, sondern nur einige Muskeln und Körperareale davon betroffen sind, kann es zu einem muskulären Ungleichgewicht kommen, das auch die Körperhaltung beeinflusst.

Wenn sich also zum Beispiel ein Muskel stärker anspannt als sein Gegenspieler, entsteht hierdurch eine vermehrte einseitige Anspannung, wie wir sie zum Beispiel von einem Pfeilbogen kennen. Doch während beim Bogen dieses Ungleichgewicht erwünscht ist, um durch den einseitig entstehenden Druck den Pfeil möglichst schnell zu beschleunigen, kann ein solches Ungleichgewicht zwischen den Muskeln dazu führen, dass es bei der betroffenen Person zu einem Rundrücken, einem Hohlkreuz, hochgezogenen Schultern oder auch in anderen Bereichen des Körpers zu ungünstigen Veränderungen kommt. Wenn solche psychisch bedingten Anspannungen – etwa aufgrund einer zu hohen Belastung bei der Arbeit – zum Dauerzustand werden, kann es passieren, dass auch der daraus entstandene runde Rücken und die hochgezogenen Schultern bei der jeweiligen Person zu einer Gewohnheit werden. Werden diese Haltungsmuster nicht erkannt und korrigiert, kann das Resultat eine dauerhafte Fehlhaltung sein.

Hierbei kann es zu einem gefährlichen, höchst negativen Rückkopplungseffekt kommen: Indem nun diese fehlerhafte Körperhaltung einschränkend auf die Stimmung der betroffenen Person wirkt, verstärkt sich wiederum deren seelische Problematik. Der Körper gibt immer wieder ein negatives Feedback an die Psyche und eine sich stetig verstärkende Negativspirale nimmt ihren Lauf.

So baut sich unversehens ein Teufelskreis auf, der für den betroffenen Menschen sowohl körperlich als auch seelisch schwere negative Konsequenzen für die persönliche Entwicklung, die Gesundheit und das Leistungsvermögen haben kann.

DEN TEUFELSKREIS ERKENNEN UND UNTERBRECHEN

Doch nun kommt der Clou: Diesen schlechten Stimmungen und ungünstigen Denkweisen sind wir keineswegs hilf- und machtlos ausgesetzt. Ganz im Gegenteil, wir können den Spieß auch effektiv umdrehen: So, wie wir durch unser Denken und Fühlen unsere Körperhaltung beeinflussen, können wir umgekehrt, indem wir ungünstige Haltungsmuster an uns erkennen und korrigieren, auch belastende Denk- und Stimmungsmuster abmildern oder sogar unterbrechen.

Mithilfe der natürlichen Haltungskorrektur ist es Ihnen möglich, zu einer besseren, konstruktiveren inneren Haltung, Stimmung, Weltsicht und Denkweise zu finden. Das heißt nicht, dass sich durch das Korrigieren unserer Haltung jedes Problem in dieser Hinsicht lösen lässt. Es bedeutet auch nicht, dass eine Haltungskorrektur die für viele Menschen so hilfreiche und heilende Psychotherapie unnötig machen würde. Trotzdem ist es so, dass das besonnene Korrigieren der äußeren Haltung bedeutend dabei helfen kann, nicht nur unseren körperlichen Zustand günstig zu beeinflussen, sondern auch unseren psychischen. Manche Probleme mit dem Geist lösen sich auf diese Art wie von selbst, andere wiederum, die auch einer psychotherapeutischen Behandlung bedürfen, werden durch eine Korrektur der Körperhaltung zumindest in ihrem Verlauf günstig beeinflusst und die Heilung wird unterstützt.

DIE NATÜRLICHE GRUNDHALTUNG ALLER WIRBELTIERE

Wilde, gesunde Tiere wirken oft besonders dynamisch, erhaben und würdevoll auf uns. Die Eleganz einer ebenso kraftvollen wie geschmeidigen Raubkatze, das Herrschaftliche eines Greifvogels oder auch die Anmut eines Rehs empfinden die meisten von uns, wenn sie wilde Tiere in freier Wildbahn zu sehen bekommen. Zu großen Teilen ist diese Ausstrahlung das Produkt der Körperhaltung, die sie einnehmen. Und auch wenn wir Menschen begegnen, die eine attraktive, würdevolle Ausstrahlung auf uns haben, so hat dieser Eindruck sehr viel mit deren Körperhaltung zu tun. Doch wie kommt diese anziehende Wirkung zustande?

Die Schweizer Körpertherapeutin Benita Cantieni, die sich seit Jahrzehnten intensiv mit der heilenden Wirkung der Haltungskorrektur beschäftigt und die sich zuvor als Modejournalistin intensiv mit körperlicher Attraktivität befasst hat, drückt es so aus: Fast immer, wenn ein Tier oder ein Mensch eine entspannt-aufgespannte Haltung einnimmt, wird dies bei seinem Betrachter einen Eindruck von Anmut, Eleganz und Würde hinterlassen.

Die Grundhaltung aller Wirbeltiere ist vital aufgespannt. Indem wir Menschen uns – anders als die anderen Wirbelwesen – im Laufe der Evolution zu Aufrecht-Gehern entwickelt haben, wird die entspannt-aufgespannte Haltung beim Menschen dadurch vervollständigt, dass sie obendrein auch noch zentriert und aufgerichtet verläuft. Während das Tier – sofern es körperlich wie psychisch gesund, nicht traumatisiert und gut genährt ist – instinktiv dazu in der Lage ist, seinen Körper korrekt auszurichten, ist es bei uns Menschen komplizierter. Denn da bei uns zugunsten des Verstandes der Instinkt in den Hintergrund getreten ist, hat sich auch sein Einfluss auf die Steuerung unserer Körperhaltung verringert.

DAS SKELETT GIBT DIE FORM VOR

Bei einer korrekt ausgerichteten, vital aufgespannten Haltung geben die Knochen unseres Skeletts die Form an: Kein Wirbel und kein Gelenk werden durch Druck oder Einengung des Nachbarknochens behindert. In dieser optimalen Ausrichtung können wiederum die unzähligen Muskeln, Sehnen und Bänder ihre Funktion bestmöglich erfüllen, nämlich das Skelett in spontaner Reaktionsbereitschaft halten. Leistungsfähig, stark und harmonisch. Frei von Erschöpfung und Energiemangel. Andauernd. Unentwegt. Tag und Nacht.

Der Falke nimmt eine Haltung ein, die ihn jederzeit bereit zum Fliegen macht. Der Delfin schwimmt im Schlaf. Das Reh, der Spatz, der Luchs und der Leopard: Sie alle leben mit dieser vitalen Aufspannung ihres Skeletts, natürlich und vollkommen selbstverständlich.

Anders verhält es sich beim Wirbeltier Mensch. Er tut sich oftmals sehr schwer mit dieser neutralen Grundhaltung. Bei vielen Menschen ist sie sogar fast vollständig abhandengekommen. Die Körper- und Tanztherapeutin Ursel Burek, bei der ich am Eichgrund Institut für Integrative Gestalttherapie (E. I. G.) im hessischen Groß-Umstadt lernen durfte, meinte hierzu: »Je zivilisierter und angepasster der Mensch aufwächst, umso denaturierter ist die Haltung. Menschen, die im Einklang mit ihren natürlichen Bedürfnissen nach Ruhe, innerer Harmonie,

Geborgenheit und Würde, Wertschätzung und Anerkennung leben, bewahren sich damit auch ihre natürliche Leichtigkeit der Haltung und Bewegung.« Denken Sie an die Volksstämme in Afrika, die Massai, die Nubier, die Dogon, bei denen Haltungsschäden, Burn-out und chronischer Schmerz praktisch nicht vorkommen. Ursel Burek lebte immer wieder bei Naturvölkern in der ganzen Welt. »Chronische Rückenschmerzen als Volksleiden«, hatte sie zu berichten, »sind mir dort – anders als in unserer westlichen Welt – nicht begegnet.«

Anders als die kraftvolle Raubkatze, der geschmeidige Greifvogel oder das elegante Reh müssen wir diese anmutige Haltung zuerst wieder erlernen. Im besten Falle tun wir das ganz natürlich, etwa dann, wenn unsere nächsten Bezugspersonen, meist also die Eltern, mit gutem Beispiel vorangehen. Wenn sie die natürliche Ausrichtung und die vitale Aufspannung im wahrsten Sinne des Wortes so sehr verkörpern, dass wir sie, frei von dem unangenehmen Druck, uns verbiegen zu müssen, von Kindesbeinen an vollkommen natürlich und selbstverständlich erfahren, an uns selbst ausprobieren und auf spielerische Weise von ihnen übernehmen können.

MANGEL AN VITALER AUFSPANNUNG: EIN WEIT VERBREITETES PROBLEM

Ein gesunder Körper braucht Aufspannung. Er benötigt einen Muskeltonus, der ihm andauernd ermöglicht, aufrecht zu bleiben. Die meisten Menschen reagieren auf diese Aussagen mit: »Selbstverständlich ist das so«, »Ist doch klar!« Oder auch: »Natürlich hat jeder Mensch diese Aufspannung, ansonsten könnten wir uns doch überhaupt nicht aufrecht auf zwei Beinen halten.«

Die offensichtliche und Besorgnis erregende Wahrheit ist jedoch, dass diese Aufspannung in sehr vielen Fällen nur so unzureichend vorhanden ist, dass wir davon ausgehen müssen, dass die betroffenen Menschen dadurch im Laufe ihres Lebens beträchtliche Einbußen hinsichtlich ihrer Vitalität, ihrer Gesundheit und ihres Leistungsvermögens hinnehmen müssen. Ihnen selbst ist dieser verhängnisvolle Zustand, der ihnen Tag für Tag – und oft auch Nacht für Nacht – so viel ihrer Lebensenergie raubt, jedoch häufig überhaupt nicht bewusst.

URSACHEN VON HALTUNGSPROBLEMEN (ER)KENNEN

Wenn wir lernen wollen, in die korrekte Ausrichtung und in die vitale Aufspannung des Körpers zu kommen, hilft uns das fundierte praktische Wissen darüber, wie Haltungsfehler entstehen. Erst, wenn wir die Fähigkeit besitzen, mithilfe dieses Wissens rechtzeitig zu erkennen, welche Situationen, Gedanken und Stimmungen gewisse Fehlhaltungen möglich machen, wird es uns in der Zukunft gelingen, diese Ursachen in Klarheit und Leichtigkeit rechtzeitig zu erkennen und eine Kurskorrektur vorzunehmen.

Probleme mit der Körperhaltung entstehen oft langsam und unbemerkt. Im Laufe des Lebens kommt es Stück für Stück dazu, dass Menschen sich eine ungesunde Körperhaltung angewöhnen. Mit etwa dreißig wird bei vielen Menschen die Muskulatur zunehmend schwächer. So kann es passieren, dass die ungesunde Körperhaltung, die sich vorher bereits entwickelt hat, durch den stetigen Verlust an Muskelmasse von Jahr zu Jahr verschlimmert wird.

Viele Probleme, die Menschen mit der Körperhaltung haben, haben körperliche Ursachen: Oftmals sind dies Schwächungen und Dysbalancen der Muskeln, hervorgerufen durch einen dauerhaften Bewegungsmangel, zu langes Sitzen, moderne Fortbewegungsmittel, Übergewicht, zu schweres Heben und Tragen sowie durch einseitige Bewegungen bei der Arbeit und beim Sport. Immer klarer zeigt uns die moderne Forschung jedoch auch, dass noch ein ganz anderer Grund über die Qualität unserer körperlichen Haltung entscheidet: nämlich unsere psychische Verfassung.

Mittlerweile hat genau diese Erkenntnis, nämlich, dass positive Emotionen eine aufrechte Haltung begünstigen, dazu geführt, dass in manchen Kliniken und Praxen bei der Behandlung von Rücken- und anderen Haltungsproblemen neben der klassischen Physio- und Psychotherapie gezielt Mentaltechniken eingesetzt werden. Indem nämlich der Patient lernt, eine innere Haltung zu entwickeln, die ihm hilft, kommt es auch auf der körperlichen Ebene zu positiven Effekten.

HALTUNGSFEHLER IM ALLTAG

Es gibt günstige und ungünstige Gewohnheiten. Um ungünstige Gewohnheiten durch günstigere zu ersetzen, ist es notwendig, zunächst unseren Blick zu schärfen, um sie zu erkennen. Über den Tag hinweg besteht ein aktives Leben aus jeder Menge sehr unterschiedlicher Haltungen und Bewegungen, derer wir uns normalerweise gar nicht gewahr werden. Wir stehen, gehen, bücken uns, heben und tragen. Oft nehmen wir dabei nicht die beste, naturgemäßeste und zentrierteste Haltung ein. Zeitdruck, unterschiedlichste Gemütslagen und Herausforderungen, die gerade zu bewältigen sind, können dafür sorgen, dass wir uns unachtsam bewegen. Wenn wir uns zuvor nicht bewusst die Prinzipien einer natürlich-gesunden Haltung angewöhnt haben, kommt es ständig zu Bewegungsfehlern. Je nachdem, wie belastbar der jeweilige Mensch ist, und je nach Schwere der Bewegungsfehler können sich daraus mit der Zeit fatale Auswirkungen auf den gesamten Menschen entwickeln – körperlich wie psychisch.

Sehr viele der Fehler beim Bewegen werden beim Bücken und Heben gemacht. Beim Bücken werden die Beine oft fehlerhaft gestreckt und der Rücken rund gemacht. Spätestens, wenn wir auf diese Weise Gewichte heben, führt das zu einer ungünstigen Belastung der Wirbelsäule. Bei sehr leichten Lasten würde schon eine leichte Schrittstellung genügen, um eine Beugung in den Knie- und Hüftgelenken zu ermöglichen und so die Wirbelsäule nicht zu stark krümmen zu müssen. Das Aufsetzen einer Hand am Oberschenkel würde die Muskeln bei der Auf-und-ab-Bewegung unterstützen. Der Rücken sollte dabei stabil, aufrecht und gerade gehalten werden. Durch die so erreichte muskuläre Stabilisierung der Wirbelsäule soll verhindert werden, dass der Hebende ins Hohlkreuz fällt und eine damit einhergehende Mehrbelastung erfolgt.

Beim Heben von schweren Lasten ist häufig zu beobachten, dass die Beine ungleichmäßig belastet werden. Auch das kann zu einer hohen Beanspruchung des Beckens und der Wirbelsäule führen. Schonender ist hingegen die gleichseitige Beinbelastung in einem schulterbreiten Stand.

Beim Heben und beim Bücken – sowohl bei der Abwärts- als auch bei der Aufwärtsbewegung – sollte die Bewegung vorwiegend aus dem Hüftgelenk, also unter besonderer Aktivierung der Gesäßmuskeln erfolgen. Der Bauch sollte beim Bücken und Heben angespannt und der Rücken gerade sein. Ist das nicht gegeben, kann es – besonders bei hohen Lasten – zu einer Destabilisierung des Rumpfes und dadurch zu massiven Fehlbelastungen der Wirbelsäule kommen.

Auch wenn wir schwere Lasten beim Tragen, Bücken und Heben nicht nahe genug an den Oberkörper herannehmen, nimmt die Belastung der Wirbelsäule eklatant zu.

Immer wieder setzen Menschen ihre Wirbelsäule sehr ungünstigen Belastungen aus, indem sie sich beim Hochheben von Lasten seitlich verdrehen. Auch dies führt häufig zu massiven Belastungsspitzen der Wirbelsäule. Nicht selten ist ein solches Verdrehen unter Belastung der Auslöser für einen Hexenschuss.

Des Weiteren können wir immer wieder sehen, dass manche Menschen schwere Gegenstände einseitig in einer Hand tragen. Indem wir größere Lasten stattdessen mit beiden Händen fassen und im Gleichgewicht tragen, verhindern wir eine zu einseitige Belastung der Wirbelsäule und des Beckens.

Doch nicht nur beim Bücken, Heben und Tragen, sondern auch beim einfachen Stehen haben sich mehr Menschen, als Sie vielleicht vermuten, eine falsche Haltung angewöhnt.

Oft können wir beobachten, dass beim Stehen – zum Beispiel aufgrund von Muskelermüdung – der obere Bereich des Beckens nach vorne kippt. Dadurch kommt es zu einem Hohlkreuz und am Fuß zu einer vermehrten Belastung im Bereich der Ferse. Ausgleichend schiebt sich der Oberkörper nach hinten und der Kopf nach vorne, um das Körpergleichgewicht aufrechterhalten zu können. Dadurch kann es zu Verspannungen im Bereich des Nackens kommen.

Eine weitere, nicht weniger problematische Fehlhaltung ergibt sich, wenn die Belastung beim Stehen zu stark auf dem Vorfuß erfolgt. Sind die Beine dadurch nämlich in den Knien zu stark durchgestreckt, kann es passieren, dass sich der Oberkörper zu stark nach vorne verlagert. Die Schultern verhalten sich dann oftmals leicht gekrümmt und der Kopf ist nach vorne geneigt. Um dieses Ungleichgewicht wieder auszubalancieren, verlagert sich das Gesäß als Ausgleich nach hinten. Wird eine solche Haltung dauerhaft eingenommen, verkürzen sich dadurch die Hüftbeuge- und Rückenmuskeln, was zur Folge haben kann, dass dadurch die Bauchmuskulatur leistungsschwächer wird. Bei beiden Haltungen kommt es zu einer erhöhten Druckbelastung der Bandscheiben.

Wer geschrumpft ist, nur weil er älter geworden ist (ohne dass bei ihm eine die Wirbeldicke verringernde Osteoporose vorliegt), ist nicht aufgespannt. Wer einen Rundrücken macht, ist nicht aufgespannt. Und auch wer sich O- oder X-Beine angewöhnt hat, ist nicht ausreichend aufgespannt und aufgerichtet. Die meisten Menschen mit Rückenbeschwerden, Senkfüßen und anderen Gelenkproblemen sind nicht ausreichend aufgespannt. Und sogar ein dicker Bauch und ein Doppelkinn haben oftmals sehr viel mit der fehlenden Aufspannung des Körpers zu tun.

Ist der Körper hingegen in einer zentriert-aufgerichteten und entspannt-aufgespannten Haltung, eben in seiner Neutralstellung, geht vieles leichter und ihm steht mehr Energie zur Verfügung. Die Neutralstellung ist eine Grundhaltung, aus der heraus der Körper prinzipiell jede natürliche Bewegung machen kann und aus der heraus er jede Stimmungslage und Emotion in Haltung, Atmung, Mimik und Stimme angemessen zum Ausdruck bringen kann. Ist die jeweilige Stimmung dann wieder vorüber, begeben sich die Knochen, Muskeln und Haltegewebe wieder in ihre neutrale Ausgangslage zurück und der Körper ist erneut in der Lage, sich der nun kommenden Situation zu stellen.

In der Körperpsychotherapie, einer zwar noch jungen, aber hoch wirksamen Form der Psychotherapie, sieht man den größten Nutzen dieser entspannten Aufspannung und Aufrichtung hauptsächlich darin, dass erst dann, wenn der Körper in einem zentriert-aufgerichteten und entspannt-aufgespannten Zustand ist, das Zwerchfell maximal frei beweglich und funktionsfähig sein kann. Erst dann wird es uns nämlich möglich, tief durchzuatmen und in eine natürliche Vollatmung zu kommen, welche die Voraussetzung für eine maximale psychische Gesundheit, Ausgeglichenheit und Aktivierung der Selbstheilungskräfte darstellt. (Lesen Sie hierzu das Kapitel »Atmung« ab Seite 177.)

Und noch eine gute Nachricht: Was an Selbstheilungskraft und menschlichem Potenzial durch Fehlhaltungen blockiert und gehemmt war, kann in sehr, sehr vielen Fällen durch eine achtsame Haltungskorrektur wieder zum Positiven gewendet werden. Denn in den allermeisten Fällen bleibt die Fähigkeit zur zentriert-aufgerichteten, entspannt-aufgespannten Haltung hinter den hängenden verdrehten Schultern, dem runden Rücken, dem verengten Brustkorb, den blockierten Rippen, dem verkippten Becken, den verdrehten Beinachsen und den eingeknickten, platten Füßen ein Leben lang erhalten. Um die Vorteile der natürlich-korrekten Ausrichtung und vitalen Aufspannung wieder zu erkennen und gewohnheitsmäßig für uns zu nutzen, brauchen wir sie uns lediglich wieder bewusst zu machen und durch regelmäßiges Einüben zu einer guten Gewohnheit zu machen.

WIE VITALES AUFSPANNEN LEICHTIGKEIT INS LEBEN BRINGT

Die aufgerichtete, vitale Aufspannung fühlt sich leicht an, ist leicht herzustellen und sieht auch leicht aus. Wenn wir sie mithilfe der Übungen in diesem Buch erst einmal tief und bewusst erfahren haben, können wir sie von Mal zu Mal leichter herstellen und sie uns allmählich wieder zu einer guten Gewohnheit machen.

Wie die Schweizer Körperlehrerin Benita Cantieni so treffend formulierte, ist es oft jedoch gerade diese Leichtigkeit, die bei vielen Menschen zuerst einmal Misstrauen erweckt. Denn es ist weit verbreitet, Dingen, die wir ohne großen Aufwand erlernen und die uns ganz schnell helfen können, ein besseres Leben zu führen, mit Misstrauen zu begegnen. Schon die Pioniere der Psychotherapie fanden schnell heraus, dass ungünstige Überzeugungen – im Fachjargon spricht man auch von Glaubenssätzen – wie zum Beispiel: »Nur was anstrengt, hat einen Wert«, »Wir müssen leiden, um etwas zu erreichen« oder »Ohne Fleiß kein Preis« in unserer Kultur sehr weit verbreitet sind. Solche inneren Einstellungen bleiben oft unentdeckt und können bewirken, dass wir uns psychisch wie körperlich aufs Schwerste einschränken und in vielen Bereichen unseres Lebens deutlich hinter unseren Potenzialen und unseren Begabungen zurückbleiben, statt diese frei und vital zu entfalten.

Generationen von Psychologen haben seither Methoden entwickelt, um den Betroffenen dabei zu helfen, diese unbewussten Überzeugungen bewusst werden zu lassen und schließlich aufzulösen. Da die negativen Glaubenssätze meistens mit einer entsprechend eingeknickten Körperhaltung einhergehen, lernen die Betroffenen in der Körperpsychotherapie, sich diese fehlerhafte Haltung bewusst zu machen, sie zu korrigieren und damit auch die Veränderung ihrer »inneren Fehlhaltung« entscheidend zu unterstützen.

Je öfter der von den negativen Glaubenssätzen Betroffene nun wieder den Grundzustand der vitalen Aufspannung einnimmt, desto leichter wird es ihm auch fallen, in seinem Denken, Fühlen und Handeln wieder die Leichtigkeit, die Zuversicht und den Glauben an sich zu verkörpern, welche naturgemäß zum Menschsein gehören.

GEHIRN, NERVEN UND MUSKELN PROFITIEREN

Mit jedem Üben der korrekten Ausrichtung und der vitalen Aufspannung strukturieren sich Ihr Gehirn, Ihr Nervensystem und Ihr Muskelgedächtnis um. Ja, Sie haben richtig gelesen: In Gehirn, Nerven und Muskeln kommt es zu vorteilhaften Umbauprozessen und Sie können sich auf diese Weise Schritt für Schritt die korrekte Körperhaltung zu einer guten Gewohnheit werden lassen.

Wer sich über längere Zeit nicht mehr achtsam mit seiner Körperhaltung beschäftigt hat (manche Menschen haben dies über Jahrzehnte hinweg vernachlässigt) und nun versucht, in eine entspannt-aufgespannte Haltung zu kommen, empfindet diesen Wechsel vielleicht zunächst einmal als anstrengend. Je mehr ein Mensch sich von seiner korrekten Haltung entfremdet hat, desto eher kann es sein, dass er sich verunsichert fühlt, weil er nicht weiß, was ihn erwartet, wenn er sich nun wieder auf diesen Weg begibt.

Mehr als 15 Jahre als Therapeut und Trainer auf diesem Gebiet haben mich gelehrt, dass es gerade dann besonders wichtig ist, nicht mit dem Üben aufzuhören, sondern behutsam, aber beharrlich weiterzumachen. Auch wenn es am Anfang vielleicht schwierig erscheint und es sich so anfühlt, als ob der Erfolg unerreichbar ist. Doch mit jedem Schritt der Haltungsübungen, die Sie nun ab dem nächsten Kapitel erlernen können, geht es ein Stückchen weiter. Schritt für Schritt programmieren Sie Ihr Gehirn, Ihr Nervensystem und Ihr Muskelgedächtnis so um, dass Sie mehr vom Leben haben. Von Mal zu Mal ebnet sich der Weg und es wird leichter, in die entspannt-aufgespannte Aufrichtung zu kommen. Und nachdem erst einmal eine achtsame Gewöhnung in dieser Haltung eingetreten ist, will der Körper nichts anderes mehr. Wir achten wieder auf die Weisheit des Körpers, und der Organismus wird geradezu danach verlangen, möglichst viel Zeit in der entspannt-aufgespannten Haltung verbringen zu können.

Zeit also, dass wir uns im nun folgenden Teil der Übungspraxis zuwenden.

DIE VORTEILE DER KORREKT AUSGERICHTETEN, VITAL AUFGESPANNTEN KÖRPERHALTUNG

- Verbesserung der Fähigkeit, den eigenen Körper und dessen Signale wahrzunehmen
- Förderung der körperlichen Leistungsfähigkeit

- Förderung der unbeschwerten Bewegungsfreiheit von Knochen und Gelenken und des Körpers als Ganzem

- Harmonisierung der Belastung der Gelenke und Knochen

- Förderung der konsequenten Vernetzung der Muskulatur im ganzen Körper und dadurch verfeinerte Kommunikation zwischen Muskeln, Sehnen, Bändern, Faszien, Nerven, Knochen und Organen

- Regulierung der Position der inneren Organe, dadurch Förderung der bestmöglichen Organfunktion

- Günstige Stimulation der Nerven und des Gehirns durch harmonisierende Muskeln: Dadurch kommt es zu einer vermehrten Ausschüttung der Wohlfühlhormone wie Serotonin, Gamma-Buttersäure und Dopamin. Hierdurch Förderung der Regenerationsfähigkeit und der Selbstheilungskräfte.

- Verbesserung der Fähigkeit, die eigenen Emotionen, Stimmungen und Gefühlslagen bewusst zu erleben

- Vermeidung von Überlastung und Selbstüberforderung

- Verbesserung der Ausstrahlung

- Harmonisierung der Stimmung und einfachere Regulierung der eigenen inneren Haltung

- Förderung der Konzentrationsfähigkeit

ENTDECKEN SIE DIE MACHT DER AUFRICHTUNG

Einer der wichtigsten Schlüssel zu einem gesunden Lebensstil ist die eigene Körperwahrnehmung. Je besser Sie Ihren eigenen Körper wahrnehmen können, desto schneller merken Sie, ab welchem Punkt Sie drohen, ihn zu überlasten. Zu wenig Gefühl für die Signale des eigenen Körpers wird mittlerweile von führenden Forschern als eine der schwerwiegendsten Ursachen für gesundheitliche Probleme angesehen. Wer sich hingegen selbst gut spürt, kann auch besser für sich und sein Wohlergehen sorgen. Wenn zum Beispiel ein Mensch nicht spüren kann, dass er satt ist, steigt sein Risiko, zu viel zu essen und so seinen Stoffwechsel zu überlasten und fettleibig zu werden. Nimmt ein Mensch nicht früh genug wahr, dass er sich bei der Arbeit ständig in die Überlastung begibt, steigt sein Risiko für eine stressbedingte Erkrankung massiv an.

Haben Sie schon einmal darauf geachtet, welche Körperhaltung Meditierende auf der ganzen Welt einnehmen? In so gut wie allen Meditationsformen, die Menschen entwickelt haben, hat sich der aufrechte, korrekt ausgerichtete und vital aufgespannte Rücken als die bevorzugte Haltung durchgesetzt.

Hirn- und Bewusstseinsforscher, die sich mit dem Zusammenhang von Körper und Psyche beschäftigen, konnten herausfinden, dass die Aufrichtung die körperliche Grundhaltung ist, in der wir unsere Körpersignale am genauesten wahrnehmen können. Sie ermöglicht es uns auch, unsere Emotionen, Stimmungen und Gefühlslagen intensiv und bewusst zu erleben.

Wir können davon ausgehen, dass aus diesem Grund bereits seit Jahrtausenden in den unterschiedlichsten Kulturen die klassische Meditationshaltung eine Haltung ist, bei der sich entweder der Oberkörper (beim Meditieren im Sitzen) oder manchmal auch der gesamte Körper von Kopf bis Fuß (beim Meditieren im Stehen oder im Liegen) in entspannt aufgerichteter Position befindet.

In meiner eigenen, mittlerweile jahrzehntelangen Arbeit durfte ich bereits hundertfach miterleben, dass Menschen nicht nur stärker und gesünder, sondern auch viel feinfühliger für sich selbst und ihre Mitmenschen werden konnten, indem sie begonnen haben, achtsam an der sinnvollen Korrektur ihrer Körperhaltung zu arbeiten.

IHR SCHLÜSSEL ZU MEHR LEBENSKRAFT

Wenn die Körperhaltung nicht stimmt, steigt das Risiko, dass wir bestimmte Gefühle nicht fühlen, bestimmte Blickwinkel auf das Leben nicht einnehmen und dadurch auch auf bestimmten Ebenen mit anderen Menschen nicht konstruktiv kooperieren können. Die korrekte Ausrichtung und die vitale Aufspannung sind ein hoch effektives Mittel, dieser Fehlentwicklung entgegenzuwirken. So können wir uns unsere Erlebnisbereitschaft ein Leben lang bewahren.

In der Osteopathie, einer speziellen, von vielen Menschen hoch geschätzten Form der Physiotherapie, geht man davon aus, dass Haltungsfehler den Cranio-Sakral-Rhythmus, also die rhythmischen Pulsierungen der Gehirn- und Rückenmarksflüssigkeit stören können, was zu Problemen in vielen Organen, Geweben und am Knochen führen kann. Auch in der Osteopathie wird das fundierte Einüben einer entspannten Aufspannung als eine der wichtigsten Möglichkeiten gesehen, solche Probleme positiv zu beeinflussen und zu lösen. Zahlreiche Osteopathen, mit denen ich mich mittlerweile seit Jahrzehnten regelmäßig austauschen darf, bestätigen meine eigenen Erfahrungen: Menschen konnten, nachdem sie ihre Haltungsfehler korrigiert hatten, überglücklich den zum Teil über Jahrzehnte hinweg verloren geglaubten Glanz in ihren Augen, ihren entspannt-sympathischen Gesichtsausdruck oder auch ihre insgesamt attraktive Ausstrahlung zurückgewinnen.

DAS GENIALE WIRKPRINZIP HINTER DER VITALEN AUFSPANNUNG

Die Muskeln, die das Skelett steuern und ausrichten, unterliegen einem genial einfachen Prinzip von Zug und Gegenzug. Sie sind so miteinander vernetzt und verwoben, dass sie erst durch die Aufspannung, eben durch Zug und Gegenzug, voll aktiviert werden. Für die aufrechte Haltung beim Gehen, Stehen und Sitzen bedeutet das: Indem wir den Kronenpunkt (Definition auf der folgenden Seite) nach oben ausrichten und den tiefsten Punkt am Becken, die Sitzbeinhöcker (Definition auf der folgenden Seite) entgegengesetzt nach unten ausrichten, kann sich an diesem Gegenzug der gesamte Rumpf aus- und aufrichten. Alle Gelenke liegen frei, bereit zur Bewegung. Diese Freiheit ist die Voraussetzung für die koordinierte Bewegung der Extremitäten (der Beine und Arme).

DER KRONENPUNKT

Stellen Sie sich eine fortlaufende Linie vor, die senkrecht durch die Wirbelsäule nach oben zieht, durch den Kopf geht und an dessen Oberseite wieder herauskommt. Dieser Punkt am Kopf wird im Fachjargon Kronenpunkt genannt. Bei aufgerichteter Haltung befindet er sich bei den meisten Menschen etwa drei Finger breit hinter dem höchsten Punkt am Kopf. Bei einer vital aufgespannten Körperhaltung befindet sich der Kronenpunkt zudem genau auf einer Linie mit dem Damm, der Verbindung zwischen Darmausgang und Genitalien.

DIE SITZBEINHÖCKER

Die Sitzbeinhöcker sind die untersten Knochen im Becken. Sie können sie beim Sitzen auf einer harten Unterlage, zum Beispiel auf einer Bierbank, gut spüren. Sie befinden sich unmittelbar an der Falte, wo der innere Oberschenkel in das Gesäß übergeht. Mit ein bisschen Fingerdruck können Sie Ihre Sitzbeinhöcker dort gut ertasten. Die Sitzbeinhöcker tragen ihren Namen übrigens deshalb, weil wir Menschen idealerweise genau auf ihnen sitzen anstatt davor oder dahinter.

ÜBUNGSSTUFE 1:
DIE BASIS-ÜBUNGEN

Mit den nun folgenden Basis-Übungen bringen Sie den Körper in eine natürliche, dem menschlichen Bauplan entsprechende Aufspannung, in der kein Knochen einen anderen, benachbarten Knochen einengt, blockiert oder in seiner natürlich vorgesehenen Beweglichkeit behindert. Jedes einzelne Gelenk erhält seine bestmögliche natürliche Freiheit. In dieser Basis-Aufrichtung sind all jene Muskeln, die das Skelett halten und aufrichten, vital aufgespannt. Die Wirbelsäule ist optimal aufgerichtet und der Länge nach von unten bis oben auseinandergezogen, sodass das Rückenmark, das mit seinen wichtigen Nervenbahnen durch das Innere der Wirbelsäule verläuft, einen bestmöglichen Informationsaustausch zwischen dem Gehirn, den inneren Organen und den weiteren Körperregionen ermöglichen kann.

MACHEN SIE SICH AUF DEN WEG
ZU IHRER IDEALHALTUNG

Je besser Sie dem Körper wieder achtsam seine natürlich-korrekte Ausrichtung ermöglichen, desto klarer wird er Ihnen auch zurückmelden, wie gerne er diese Position einnimmt. Auf dem Weg zu diesem Ziel ist es gut möglich, dass Sie neue, ungewohnte Erfahrungen machen und bislang unentdeckte Dinge an sich und an ihrem Körper wahrnehmen. Manche dieser Eindrücke und Empfindungen könnten sehr herausfordernd sein und manchmal sogar Schmerzen hervorrufen.

Das wäre nichts Ungewöhnliches, denn beim Korrigieren aus einer Fehlhaltung heraus kann es sein, dass Muskeln, die sich über Jahre hinweg verkürzt haben, durch die neue Position wieder gedehnt werden. Damit einhergehend werden automatisch Knochen und Gelenke neu ausgerichtet und verklebte Bindegewebe wieder in ihre natürliche Beweglichkeit gebracht.

UMGANG MIT SCHMERZEN, DIE BEIM ÜBEN VORKOMMEN KÖNNEN

Einer der zahlreichen positiven Effekte einer Haltungskorrektur ist die Verbesserung und oft sogar die Auflösung von zuvor manchmal jahrelangen Schmerzleiden. Allerdings kann es auf dem Weg dahin manchmal auch schmerzhaft werden. Wenn ein Mensch über Jahre, vielleicht sogar Jahrzehnte in einem schiefen Körper »gewohnt« hat, ist es manchmal schlicht zu viel verlangt, von heute auf morgen direkt in die Schmerzfreiheit zu finden. Denn wenn Muskeln, Sehnen und Bänder für solch lange Zeit in einem falschen Verhältnis zueinander gestanden haben, kann der »Umzug« in einen gut ausgerichteten Körper nicht nur Geduld erfordern, sondern auch durchaus von Schmerzen begleitet sein, die diese Transformation in das neue Körper- und Lebensgefühl begleiten.

Schmerz ist nicht gleich Schmerz

Allerdings können Schmerzen sehr unterschiedlich sein. Es gibt Schmerzen, die eine schwere Belastung sind. Schlimme Zahnschmerzen etwa oder auch die Schmerzen bei einem Hexenschuss. Doch es gibt auch Schmerzen – das kennen Sie vielleicht vom Dehnen, von scharfem Essen oder auch von einem intensiven Kraft- oder Fitnesstraining –, die sich bei genauerem Hinspüren durchaus als angenehm herausstellen können. Oftmals zeigt uns der Körper anhand solcher »angenehmen« Schmerzen, dass wir mit unserer neuen Haltung auf dem richtigen Weg sind und dass wir gut handeln, aber noch nicht am Ziel angelangt sind.

Als ich vor Jahren so weit war, mein Becken gerader aufzurichten, verspürte ich in den ersten Wochen immer wieder einen Schmerz in dieser Körperregion, der mir zeigte: »Etwas fehlt mir noch bis zur korrekten Haltung.« Je besser ich es lernte, die Qualität des Schmerzes besonnen wahrzunehmen, desto besser lernte ich, diesen Schmerz als meinen fachkundigen Begleiter kennenzulernen: »Dies hier ist kein Alarmschmerz, kein Stopp-Signal, sondern ein Wegweiser. Du bist in der richtigen Richtung unterwegs.« Mit zunehmender Achtsamkeit wurde mir klar, dass da kein eingeklemmter, verletzter Nerv Alarm schlug. Stattdessen wurde mir immer bewusster, dass es die über Jahre hinweg völlig falsch eingesetzten Muskeln in dieser Region waren, die mir in der nun richtigen Haltung zu verstehen gaben: »Wir sind zwar noch leicht überfordert mit unserer neuen Aufgabe, aber wir wissen auch, dass dies die bessere Haltung ist. Bleib dran!« Auch meine Stimmung und das belebende Gefühl der Würde, der Klarheit und der freundlichen Souveränität, das mit der neuen, besseren Haltung in mir aufstieg, gab mir von Übung zu Übung ein klareres Feedback, dass ich mich mit meiner neuen Haltung Schritt für Schritt in einen neuen Bewusstseinszustand und in eine günstigere Haltung mir selbst und der Welt gegenüber begab.

Bei vielen Menschen ist das Körperbewusstsein so schlecht ausgebildet, dass sie zwischen unterschiedlichen Schmerzqualitäten und -intensitäten nicht unterscheiden können. Öfter – so berichten mir Freunde, die als Physiotherapeuten arbeiten – muss der Begriff »Schmerz« daher als Einheitsbezeichnung für völlig verschiedene körperliche Empfindungen herhalten. Doch das muss nicht sein und lässt sich ändern.

Gehen Sie mit Schmerzen ins Gespräch

Manche Therapeutinnen empfehlen ihren Klienten deshalb, sich mit ihrer Körperwahrnehmung dem Schmerz, der während der neuen Körperausrichtung auftauchen kann, achtsam zu nähern und mit ihm in Kommunikation zu gehen. Mit ihm Kontakt aufzunehmen, sich ihm persönlich vorzustellen und ihm die ganz persönliche Geschichte zu erzählen. Vielleicht sogar, ihn dann zu fragen, was dazu geführt hat, dass er zu Ihnen gekommen ist.

Diese Methode des Dialogs mit einem Schmerz oder einer anderen Körperempfindung mag Ihnen vielleicht zunächst einmal befremdlich oder wenig fachmännisch vorkommen. Doch sie ist wissenschaftlich fundiert und oft sehr hilfreich. Sie geht auf den US-Psychologen Eugene T. Gendlin zurück, der zu diesem Zweck die Therapiemethode des »Focusing« entwickelte. Die These des Focusing besagt, dass die Unterredung mit dem Schmerz oder einer anderen Körperempfindung das Unterbewusstsein oftmals dazu veranlasst, dass die Nachricht, die der Schmerz seinem Gastgeber übermitteln will, verständlich wird. Je besser ein Mensch und sein Schmerz sich auf diese Weise kennenlernen und sich näherkommen, desto wahrscheinlicher wird ein positives Ergebnis. Bezogen auf Schmerzen, die beim Kennenlernen der korrekten Haltung auftreten, könnte die Botschaft des Körpers zum Beispiel lauten: »Diese Haltung tut mir weh«, »Aufhören!«, »So bitte nicht!«. Oder auch: »Das ist schön, was du da machst. Das hilft mir.« Oder: »Vorsicht, so schnell kann ich mich nicht an meine neue Aufgabe gewöhnen, überfordere mich nicht, aber bleib bitte dran.«

Schon viele Menschen – einschließlich ich selbst – konnten überrascht feststellen, dass ihr Körper eine sehr klare Sprache spricht: nämlich seine ganz natürliche, angestammte Sprache. Je besser Sie lernen, die Signale, die Ihr Körper Ihnen gibt, zu verstehen, desto mehr wird Schmerz zu einem immer genaueren Körperfeedback: Ist der Schmerz oder die Körperempfindung, während Sie Ihren Körper korrekt ausrichten und aufspannen, eher groß oder geringfügig? Eher wichtig oder nicht so wichtig? Ein Stoppsignal? Eine Warnung? Ein Richtungsweiser? Oder eher ein notwendiger Entwicklungsschmerz, der mit einer Heilung oder einer deutlichen Verbesserung einhergeht?

Schreiben Sie Ihre Empfindungen nieder

Wenn Sie sich auf die spannende Reise aus einer körperlichen Fehlhaltung in Richtung einer guten Körperausrichtung begeben, kann es sich lohnen, ein Körpertagebuch anzulegen. Besorgen Sie sich hierzu ein Notizbuch mit festen Seiten und notieren Sie alle Körperhaltungen, die Sie korrigieren, und die dazugehörigen Gefühle, die Sie an sich bemerken. Halten Sie möglichst alle Eindrücke, die Sie dabei an sich beobachten können, fest. Indem Sie Ihre Eindrücke körperlich, also mit einem Stift in der Hand, auf Papier niederschreiben, werden noch einmal andere Bewusstseinsvorgänge ausgelöst als beim reinen Nachdenken. Wenn es organisatorisch nicht möglich ist, Ihre Notizen tagsüber einzutragen, so können Sie zum Beispiel abends vor dem Schlafengehen Ihren Haltungstag noch einmal Revue passieren lassen und dann notieren. Meist genügen wenige Minuten täglich, die Ihren positiven Entwicklungsprozess um ein Vielfaches ergiebiger machen können.

Wenn bei Ihnen während des Übens besondere Schmerzen auftreten, suchen Sie zur Abklärung bitte einen Orthopäden, eine Physiotherapeutin oder einen Osteopathen auf. Sie helfen Ihnen, angemessen mit den Schmerzen umzugehen.

Im deutschsprachigen Raum gibt es zudem immer mehr Focusing-Trainer, die nach der Methode von Professor Gendlin fundiert ausgebildet wurden.

JEDER MENSCH REAGIERT ETWAS ANDERS AUF DIE ÜBUNGEN

Beim Korrigieren seiner Haltung reagiert jeder Mensch etwas anders, denn jeder von uns ist einzigartig. Je nachdem, in welche Art der Fehlhaltung wir uns im Laufe der Jahre »hineingewöhnt« haben, kann es zum Beispiel sein, dass es uns im Oberkörper und in der Wirbelsäule sehr leicht gelingt, in die Aufspannung zu finden, die Korrektur in den Füßen und in den Beinen jedoch nicht ganz so leichtfällt. Anderen Menschen wiederum fliegt die sinnvolle Ausrichtung der Fuß- und Beinpartie auf Anhieb geradewegs zu, doch die Korrektur der Haltung der Schultern, des Kopfes und der Oberarme gelingt ihnen dafür langsamer.

Die nun folgenden Basis-Übungsschritte sind systematisch in die einzelnen Körpersegmente unterteilt. Damit Sie die Anleitungen leichter befolgen können, habe ich die Übungen jedes einzelnen Körpersegments in zwei Abschnitte unterteilt: Der erste gibt Ihnen die jeweiligen Einstiegsinformationen und praktischen Basis-Übungen, während Sie im zweiten Abschnitt wichtige Verfeinerungen erlernen und Ihr angewandtes Körperwissen und Ihre neue Haltungskompetenz fundiert vertiefen und festigen können.

Das Ziel ist es, in jeder der acht Körperregionen nicht nur die praktischen Haltungsanleitungen umzusetzen, sondern auch das faktische Hintergrundwissen um wichtige Zusammenhänge zu erweitern. So werden Sie in die Lage versetzt, sich auch in für Sie ungewohnten Situationen Ihre gesunde Körperhaltung zu bewahren und Ihr Risiko für Fehlhaltungen rechtzeitig selbst zu erkennen und zu korrigieren.

DIE KUNST DER KLEINEN SCHRITTE: QUALITÄT IST BEIM LERNEN WICHTIGER ALS QUANTITÄT

Wichtig ist, dass Sie die Inhalte dieses Kapitels in Ihrem eigenen Tempo lernen können. Ob Sie nun ein körperlicher Schnell-Lerner und -Umsetzer sind oder vielleicht mehr Zeit benötigen, um sich die einzelnen Stellungen von Muskeln und Gelenken anzueignen – beschäftigen Sie sich regelmäßig, aber zugleich immer nur mit so viel Inhalt, wie es für Sie passt, ohne sich zu überfordern. So kann es sein, dass Sie das gesamte Kapitel innerhalb eines einzigen Tages durcharbeiten oder aber Wochen dafür benötigen. Beides ist in Ordnung.

Statt durch ein Zuviel an Input auf einmal am Ende zwar viel gemacht, davon aber nur wenig tief in ihrem Muskelgedächtnis verinnerlicht zu haben, lernen viele Menschen anhand zwar kleinerer, zugleich jedoch mit hoher Genauigkeit befolgter Übungsschritte besser, das eigene Muskelgedächtnis neu zu programmieren. Das Ergebnis dieser »Kunst der kleinen Schritte« ist dann eine Körperweisheit, die Sie intensiv wahrnehmen, in jeder Situation anwenden und auch nicht mehr vergessen können. Im wahrsten Sinne des Wortes lernen Sie so das, was Sie in der Theorie über die vitale Aufspannung erfahren haben, auch wirklich zu leben und zu verkörpern.

Versuchen Sie bei jedem Üben – ganz gleich, ob es lediglich für fünf Minuten ist oder für zwei Stunden am Stück – der Qualität den absoluten Vorrang zu geben.

Manchmal geht vielleicht die Ungeduld mit Ihnen durch und Sie lassen sich dazu verleiten, möglichst schnell vorankommen zu wollen. Jedoch verhält es sich bei der fundierten Korrektur Ihrer Körperhaltung recht ähnlich wie beim Bau eines Hauses: Dem Bauherrn nützt es nichts, schnell die Wände und das Dach hochzuziehen, wenn das Fundament noch nicht die ausreichende Stabilität besitzt. Gewissenhaft einen Schritt nach dem anderen zu gehen, führt in beiden Fällen in aller Regel auf die Dauer zu den besten, solidesten und gesündesten Ergebnissen. Tiefe Selbsterfahrung und wahre Veränderung brauchen genügend Zeit, in der wir uns ihnen widmen, bevor sie auch wirklich eintreten können.

Der chinesische Philosoph Konfuzius formulierte es so: »Ist man in kleinen Dingen nicht geduldig, so bringt man die großen Vorhaben zum Scheitern.« Sich Zeit zu geben und beharrlich die einzelnen Schritte nach und nach so zu machen, dass sie wirklich passen und verinnerlicht worden sind, ist der sicherste Weg zu einer gesunden, natürlichen und vitalen Körperaufspannung. Leib und Seele danken es Ihnen und werden davon profitieren.

KORREKTE KÖRPERAUSRICHTUNG: NICHT IMMER, ABER IMMER WIEDER

Selbstverständlich kann kein Mensch den ganzen Tag über eine hundertprozentig korrekte Körperhaltung aufrechterhalten. Das wäre ein vollkommen unnatürliches Verhalten.

Stellen Sie sich dazu nur einen Krankenpfleger, eine Ärztin oder einen anderen helfenden Menschen vor, der sich zu einem hilfsbedürftigen Menschen hinunterbeugt, vielleicht sogar den Kopf schief legt, um ihm seine Zuneigung zu signalisieren. Natürlich kommt es vor, dass dieser Helfer in einer solchen Situation seine vitale Aufspannung auch einmal verlässt. Manchmal – so gut wir es vielleicht auch zu vermeiden suchen – verlangt es uns das Leben ganz einfach ab, dass wir uns innerlich wie äußerlich beugen, stauchen, überstrecken oder das Gleichgewicht verlieren.

Es kann also nicht das Ziel sein, permanent jede Sekunde korrekt ausgerichtet im Leben zu stehen. Dennoch können wir uns angewöhnen, zwischen all unserer Geschäftigkeit achtsam für die Haltung unseres Körpers zu sein, immer wieder in die von der Natur für uns vorgesehene Basishaltung zurückzufinden.

BEGINNEN SIE VON DER BASIS
AUS NACH OBEN

Wir beginnen das praktische Kennenlernen und Einüben in dem Bereich des Körpers, in dem eine korrekt vital aufgespannte Körperhaltung im Stehen und Gehen ihren Anfang nimmt und ihre stabile natürliche Basis hat: bei den Füßen.

Schritt für Schritt am Körper aufwärts widmen wir uns anschließend den einzelnen Körpersegmenten bis hinauf zum Kopf und schließlich bis zu den Händen.

Der Grund dafür: Denjenigen Regionen des Körpers, die am weitesten vom Gehirn entfernt liegen, schenken wir in aller Regel die geringste Aufmerksamkeit. Indem wir genau dort mit unserer Übungsreihe beginnen, fördern wir auch hier zuerst unser Bewusstsein und sorgen so für einen besonders harmonischen Ausgleich.

Es ist deswegen jedoch keineswegs falsch, wenn Sie die Reihenfolge Ihres Übens in einer anderen Reihenfolge selbst festlegen: Grundsätzlich ist es möglich, dass Sie ganz intuitiv mit derjenigen Körperregion beginnen, die bei Ihnen gerade am meisten Interesse weckt.

Und noch etwas: Sollten Sie merken, dass bei Ihnen in irgendeiner Region Ihres Körper beträchtliche Abweichungen zu der aufgezeigten korrekten Körperausrichtung bestehen, oder Sie auch nach dem zehnten achtsamen Üben noch keine Veränderung in Ihrem Körperbewusstsein und Ihrer Ausrichtung verbuchen können, kann es sinnvoll sein, neben dem Durcharbeiten des Buches zusätzlich einen Experten für Körperhaltung aufzusuchen, der Ihnen dabei behilflich sein kann, Ihre Fortschritte zu intensivieren. Das kann zum Beispiel eine Orthopädin, ein Osteopath, eine Physiotherapeutin, ein Haltungstrainer oder auch ein Experte für Körperpsychotherapie sein.

Am Ende dieses Kapitels finden Sie auf Seite 115 ff. eine kompakte Zusammenfassung, mit einer Kurzanleitung, worauf Sie bei den einzelnen Körperbereichen achten müssen. Diese Angaben können Sie zur Auffrischung immer wieder einmal durchgehen. Auch können Sie sie auf einige Post-it-Zettel notieren und diese zum Erinnern und Üben für zwischendurch in der Küche oder auch im Badezimmer aufhängen. Oder Sie fotografieren sich diese Kurzanleitungen mit dem Handy ab, um für das kurze, wirksame Üben im Alltag, wann immer Sie wollen, auf eine Anleitung zur Gedankenstütze zurückgreifen zu können.

FÜSSE

Oft meinen Menschen, die korrekte Ausrichtung des Körpers entspringe allein unserer Wirbelsäule. Doch das ist zu kurz gedacht. Wenn wir genau darauf achten, wird erkennbar: Tatsächlich ist eine vitale Aufspannung – vor allem, wenn wir stehen und gehen – nur dann möglich, wenn wir auch in Füßen und Beinen korrekt ausgerichtet sind.

Der Körper ist ein lebendes System, in dem sich jeder einzelne Bereich auch auf sämtliche andere Bereiche auswirkt. Und so sind korrekt ausgerichtete Füße das A und das O für eine gesunde Ausrichtung unseres Beckens, auf der wiederum die natürliche, vitale Aufspannung unserer Wirbelsäule sowie eine gesunde Ausrichtung unseres Kopfes, der Schultern und der Arme beruht.

ÜBUNG 1: DIE FÜSSE IN IHRER GRUNDSTELLUNG AUSRICHTEN

Schritt 1: Die Beine bewusst wahrnehmen

Um das Körperbewusstsein für Ihre Füße zu intensivieren und zu verbessern, tasten Sie Ihre Füße von den Zehenspitzen bis zur Ferse und die Achillessehne hinauf ab, an den Sohlen, den Seiten und am Fußrücken. Machen Sie dies ruhig und ausgiebig. Ertasten Sie sich. Massieren, kraulen und kitzeln Sie sich. Erkunden Sie sich. Begegnen Sie sich selbst und Ihrem Körper dabei mit Neugierde und Entdeckergeist. Variieren Sie spielerisch den Druck und die Geschwindigkeit, mit der Sie dabei mit Ihren Händen vorgehen. Gehen Sie abwechselnd mit offenen und mit geschlossenen Augen vor. Lassen Sie sich ein, zwei oder mehr Minuten Zeit dafür.

Je besser Sie Ihren Körper wahrnehmen, desto leichter wird es Ihnen in Zukunft fallen, Ihre eigene Haltung einzuschätzen, Fehlhaltungen zu erkennen und sie zu korrigieren.

Schritt 2: Paralleler Stand

Stellen Sie sich locker hin, auch die Arme hängen entspannt. Stellen Sie die Füße hüftbreit auseinander und die Innenränder der Füße parallel zueinander. Für den Fall, dass Ihnen die Parallelstellung der Füße anfangs noch unangenehm erscheint, können Sie bei den ersten Malen auch noch eine ganz leicht nach vorn geöffnete V-Stellung einnehmen, bei der die Fersen hüftbreit und die Großzehen minimal weiter voneinander entfernt stehen.

Der parallele Stand in Hüftbreite ermöglicht Ihrem Becken seine ideale Ausrichtung: Dadurch werden die Hüftgelenke, die Knie und Sprunggelenke entlastet.

Auch die Gelenke des Kreuzbeins sind dadurch frei und beweglich, und die Belastung der Lendenwirbel wird bestmöglich verringert. Die Muskeln des Beckenbodens sind dabei leicht aufgespannt und schützen und stützen die Organe.

Schritt 3: Gewicht korrekt verlagern

Die Füße liegen hauptsächlich mit dem Großzehengrundgelenk und mit der Ferse auf dem Boden auf. Das Quergewölbe – der Bereich, der den Fuß in Querrichtung in seine typisch geschwungene Form anhebt – liegt nur ganz leicht auf. Das Längsgewölbe – jener Teil, der dem Fuß seine typische, in Längsrichtung geschwungene Form verleiht – ist zu den Innenseiten der Füße hin angehoben. Die Außenseiten hingegen liegen entspannt auf dem Boden auf, ohne größeren Druck auf den Boden weiterzugeben. Auf diese Weise formiert sich der Fuß zu einer Brücke aus Knochen und Muskeln.

PROBLEME, WENN DIE FÜSSE NICHT
PARALLEL AUSGERICHTET SIND

Verlaufen zum Beispiel die Fußachsen vorne nach außen auseinander (V-Stellung), so wird dadurch oft das Längsgewölbe des Fußes fehlbelastet, wodurch sowohl das Quer- als auch das Längsgewölbe flach gedrückt werden. Die Stoßdämpferwirkung des Fußes leidet, und die Schockwirkung jedes einzelnen Schritts wird um ein Vielfaches stärker an der Körperachse entlang auf die Knie und die Wirbelsäule bis zur Schädelbasis und zum Gehirn übertragen. Auch die Knie und Hüften leiden unter einer zu weit nach vorne und außen gedrehten Fußstellung. Denn durch die Auswärtsdrehung stimmt die Ausrichtung der Füße nicht mehr mit der Ausrichtung der Knie nach vorn überein. Das führt zu einer Fehlbelastung der Gelenke in Knien und Hüften und erschwert drastisch die für die vitale Aufspannung so wichtige korrekte Aufrichtung des Beckens.

Sind die Füße nach vorn und innen eingedreht, führt dies ebenfalls zu Problemen am Fuß: Auch in dieser Fehlstellung fehlt die so wichtige Übereinstimmung von Füßen, Knie- und Hüftgelenken – daraus resultieren häufig Beschwerden in diesen Regionen.

MIT DEN FÜSSEN IN DIE VITALE
AUFSPANNUNG FINDEN

Aus den alten Kulturen Chinas, Persiens und Indiens ist überliefert, dass ein junger Mann, wenn er um die Hand einer Frau warb, den Eltern seiner Angebeteten seine nackten Füße zu zeigen hatte. Davon ausgehend, dass die Füße viele Dinge sowohl über seine körperlichen als auch über seine geistigen Eigenschaften zeigen, achteten die Eltern darauf, wie gut die Füße des jungen Mannes gepflegt und ausgerichtet waren. Sie waren ihnen ein wichtiges Kriterium, um zu beurteilen, wie der Mann »im Leben stand« und ob er – sowohl körperlich als auch charakterlich – ihrer Tochter ein gebührender, verantwortungsvoller Ehemann sein könne.

In dem noch relativ jungen Forschungsbereich der Mind-Body-Medizin kamen Wissenschaftler zu der Erkenntnis, dass nicht nur körperlich, sondern auch im psychischen Sinne unsere individuellen Standpunkte und unsere Standfestigkeit untrennbar mit der Qualität unseres körperlichen Standes verbunden sind. Und auch wie wir mit uns selbst umgehen, ob wir unser (hoffentlich intaktes) Fußgewölbe auf Schritt und Tritt zum geschmeidig-schonenden Abrollen und -federn nutzen oder ob wir uns durch die mangelhafte Ausbildung des Fußgewölbes und zu geringes Abrollen auf Schritt und Tritt von der Sohle bis zum Scheitel härtesten, schockartigen Erschütterungen aussetzen, zeugt davon, wie gut wir in der Lage sind, für uns zu sorgen.

DIE ENTSCHEIDENDE ROLLE
DES FUSSGEWÖLBES

Aus biologischer Sicht sind die menschlichen Füße unvergleichliche Meisterwerke der Natur, die sich in ihrem Aufbau und in ihrer Funktionsweise grundlegend von denen in der Tierwelt unterscheiden. Pfoten, Tatzen und Hufe ermöglichen ihren Besitzern keinen dauerhaft stabilen, flexiblen, aufrechten Stand und auch keinen dauerhaften Gang auf zwei Beinen. Damit wir als Menschen dennoch diese Aufrichtung zum echten Zweibeiner realisieren konnten, hat die Evolution in unseren Füßen das Spiralprinzip angewendet.

Bevor wir uns diesem faszinierenden Prinzip näher zuwenden, lohnt zum leichteren Verständnis der Blick auf den Aufbau des Fußes. Dieser ist in drei Abschnitte unterteilt: die Fußwurzel (der hintere Teil), der Mittelfuß und der Zehenbereich. Die beiden Letzteren werden zusammen auch als Vorfuß bezeichnet. Um nun seine korrekte Ausrichtung zu erreichen, sind in jedem unserer Füße unglaubliche 20 Muskeln, 114 Bänder, 26 Knochen und 33 Gelenke hoch komplex und sehr filigran miteinander vernetzt.

Durch diese hoch ausgefeilte Architektur sind unsere Füße – vorausgesetzt, wir haben sie korrekt ausgerichtet – enorm belastbar. Nicht nur beim Sport, etwa wenn wir schnell rennen, abrupt abstoppen und die Richtung wechseln, sondern auch bei vielen anderen, weit weniger spektakulären Bewegungen im Alltag ist es die ständige Aufgabe der Füße, ein Vielfaches unseres Körpergewichts abzufedern und so den restlichen Körper (vor allem die Knie- und Hüftgelenke sowie die Wirbelsäule und den Kopf) vor schockartigen, für den Körper viel zu hohen, schädigenden Gewichtsbelastungen zu schützen.

Die alles entscheidende, zentrale Rolle spielt hierbei vor allem das Fußgewölbe. Mit seiner enorm ausgefeilten Biomechanik sorgt es dafür, dass der Fuß wie ein besonders leistungsfähiger Stoßdämpfer funktioniert. Durch diesen Stoßdämpfer-Effekt des Fußgewölbes schlagen die beim Gehen, Rennen und Springen auftretenden Belastungen nicht einfach nur stumpf auf der gesamten Fußfläche auf, sondern werden mittels Abrollens über den Fußballen und die Ferse elegant abgefedert. Dadurch wird der Körper vor zu harten Schockwellen geschützt, die ansonsten von der Sohle bis zum Scheitel durch den gesamten Körper hindurchschmettern und die Gefahr für gesundheitliche Schäden dramatisch erhöhen würden.

Viele Bereiche des Organismus – so zum Beispiel unsere Gelenke, Bindegewebe und unsere inneren Organe – werden also durch die Stoßdämpferfunktion des Fußgewölbes nicht nur entlastet, sondern auch in ihrer Stabilität und in ihrer Fähigkeit, sich zu regenerieren, gefördert. Die Voraussetzung für diese großartige Funktion unserer Füße ist jedoch, dass sowohl das Längs- als auch das Quergewölbe des Fußes vital ausgerichtet und aufgespannt sind.

DAS SPIRALPRINZIP – DAS GEHEIMNIS HINTER DER VITALEN AUFSPANNUNG DER FÜSSE

An jedem Fuß verfügen wir über ein Quer- und ein Längsgewölbe. Das Quergewölbe verläuft quer im Bereich des Mittelfußes, während das Längsgewölbe den Mittelfuß in Längsrichtung anhebt. Wenn der Fuß gut ausgerichtet ist, ordnen die Gewölbe die Knochen, Sehnen, Bänder und Muskeln sowohl in der Längs- als auch in der Querebene so an, dass der Fuß dadurch seine typische geschwungene Form erhält. Damit die beiden Gewölbe sich gut ausbilden können, bedarf es einer gesunden Aufspannung des Fußes.

Der Schlüssel zu dieser vitalen Aufspannung liegt darin, dass ganz bestimmte Muskelgruppen des Fußes und des Beins in entgegengesetzter Richtung zueinander rotieren.

ÜBUNG 2: DIE FÜSSE VITAL AUFSPANNEN

Schritt 1: Ausrichtung kontrollieren

Richten Sie die Füße, wie in Übung 1 beschrieben, in ihrer Grundstellung aus. Stellen Sie dabei sicher, dass Sie mit ihnen in gutem Bodenkontakt sind. Die Füße sind hüftbreit und parallel zueinander ausgerichtet. Das Körpergewicht liegt hauptsächlich auf dem Großzehengrundgelenk (das ist der Teil des Fußballens, der sich direkt hinter dem großen Zeh befindet) und auf der Ferse auf.

Schritt 2: Die Gegenrotation im Fuß aktivieren

Um die Füße nun in die vitale Aufspannung zu bringen, gehen Sie wie folgt vor: Rotieren Sie mit dem Vorfuß in der Längsachse nach innen und unten, während der Fersenbereich nach außen und oben rotiert (s. folgende Skizze).

Dieses Gegeneinander-Rotieren von Vorfuß und Ferse führt dazu, dass der Fuß wie eine Spirale aufgespannt wird. Wohlgemerkt: All dies geschieht, ohne dass Sie den Fuß auf dem Boden auch nur einen Zentimeter weiter nach links oder nach rechts bewegen. Die Gegenrotation im Fuß bewirkt lediglich, dass er sich spiralförmig aufspannt. Durch diese Aufspannung wird das Längsgewölbe gut sichtbar ausgeprägt.

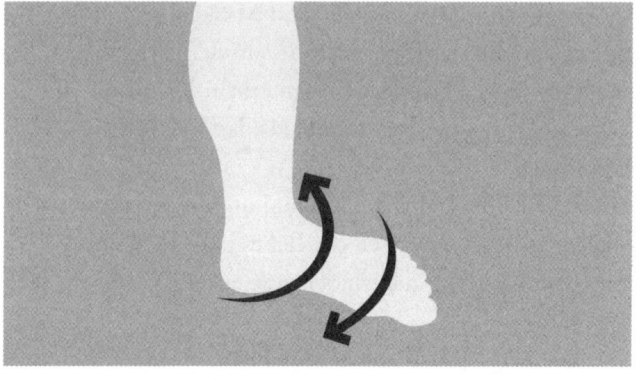

Skizze 1: Den Fuß spiralförmig aufspannen
Wenn die Drehrichtungen stimmen, ist der Fuß vital aufgespannt: Die Fußwurzel dreht nach außen, der Vorfuß dreht nach innen, das Längsgewölbe wird gut sichtbar.

Schritt 3: Die Fußhaltung gegenkontrollieren

Sobald der Fuß vital aufgespannt ist, verfügt er über ein gut ausgeprägtes Quer- und Längsgewölbe und das Fersenbein steht – von hinten gesehen – vollkommen gerade und senkrecht. Von hinten betrachtet, stehen dann beide Fersenbeine gerade im Lot. Auch die Achillessehnen stehen senkrecht. Sowohl die Wadenmuskeln als auch die Achillessehnen können auf diese Weise bestmöglich ihre Kräfte übertragen. Die feinen Querfalten hinten auf der Haut der Fersen verlaufen horizontal, und auch die Hautfalten in den Kniekehlen verlaufen waagrecht.

PROBLEME BEI SENK- ODER PLATTFÜSSEN

Wenn die Ferse – anstatt nach außen zu rotieren – nach innen eindreht (einknickt), geht dadurch die spiralförmige Aufspannung des Fußes verloren. Dadurch flacht das Längsgewölbe ab und es kommt zum sogenannten Knick-Senkfuß. Die damit oft einhergehende Überdehnung der Bänder und Muskeln führt meist zu Müdigkeit, Schmerzen und einem unsicheren Stand.

Wenn nun die Fehlstellung des Fußes nicht erkannt wird, die Muskeln nicht gestärkt werden und die Bänder zu sehr gedehnt sind, steigt die Belastung der Fußinnenseite weiter und aus dem Knick-Senkfuß entwickelt sich der Knick-Plattfuß, der zu schweren Stellungsveränderungen der Knochen an der Fußwurzel führen kann. Der Abdruck solcher Füße ist dann nur noch großflächig und hat seine Taillierung im Bereich der Fußmitte verloren.

Menschen, die unter Senk- oder Plattfüßen leiden und sich durch das Aufspannen der Fußgewölbe in eine korrekte Fußhaltung versetzen, können oft schon bei den ersten Malen des Übens spüren, wie gut ihnen die neue Fußhaltung tut – und wie sich dadurch die Körperhaltung, das allgemeine Wohlbefinden und die Stimmung verändern.

ÜBUNG 3: DIE VERSCHRAUBUNG DER FÜSSE BEWUSST MACHEN

Die meisten Menschen sind sich nicht darüber bewusst, dass ihre Füße sich spiralartig verschrauben können und dadurch auf natürliche Weise die vitale Aufspannung zustande kommt, welche für eine gute Haltung so wichtig ist. Damit Sie dieses Prinzip besser verstehen und an sich selbst wahrnehmen können, hilft die folgende Übung: Ziehen Sie Ihre Schuhe aus, um die Fußbeweglichkeit zu erhöhen. Stellen, setzen oder legen Sie sich hin und heben Sie nun das linke Bein leicht an, sodass der linke Fuß nicht mehr den Boden berührt. (Wenn Sie stehen, sorgen Sie für eine Festhaltemöglichkeit, damit Sie auf einem Bein sicher stehen können.) Drehen Sie nun bewusst den Vorderfuß in der Längsachse abwechselnd nach innen-unten (dies ist auch beim vital aufgespannten Stehen der Impuls, der vom Vorderfuß ausgeht; siehe Skizze 1) und in die entgegengesetzte Richtung. Nehmen Sie diese Funktion Ihrer Fußmuskeln bewusst wahr. Rotieren Sie den Vorderfuß auf diese Weise zehn Mal. Danach nehmen Sie einen Seitenwechsel vor und wiederholen die Übung mit dem rechten Fuß.

ÜBUNG FÜR DEN ALLTAG: DIE FUSSHALTUNG KONTROLLIEREN

Beachten Sie im Stehen Ihre Fersenstellung. Zeigen die Fersen und die Achillessehnen senkrecht nach oben? Nehmen Sie wahr, ob Sie in den Füßen vital aufgespannt sind: Ist das Fußgewölbe in der Position, die Sie beim Stehen einnehmen, gut ausgeprägt? Das können Sie überprüfen, indem Sie seitlich nach hinten an sich herunterschauen, sich von hinten im Spiegel betrachten oder von der Fersenregion Fotos mit dem Handy machen. Sie können auch eine andere Person bitten, ganz unvermittelt nach der Ausrichtung Ihrer Fersen zu sehen, wenn Sie selbst gerade nicht daran denken, und Ihnen dann Rückmeldung zu geben.

Achten Sie beim Stehen und Gehen auch darauf, ob Sie Ihre Füße schulterbreit und in Parallelstellung halten.

Wenn Ihnen auffällt, dass die Füße nicht korrekt ausgerichtet und vital aufgespannt sind, korrigieren Sie sich.

DIE EFFEKTE DER KORREKTEN AUSRICHTUNG UND DER VITALEN AUFSPANNUNG DES FUSSES

- Mit der vitalen Aufspannung des Fußgewölbes erhält Ihr Fuß seine höchste Belastungsstabilität.

- Die Füße bilden so die Basis für eine gerade und nicht verdrehte Stabilität und gleichzeitig eine gesunde Beweglichkeit der Beine.

- Auch die Gesundheit der Wirbelsäule profitiert immens von der korrekten Ausrichtung und der vitalen Aufspannung der Füße.

- Standfestigkeit, Leichtigkeit und Beweglichkeit werden durch die korrekte Ausrichtung und vitale Aufspannung der Füße verbessert – sowohl auf der körperlichen als auch auf der psychischen Ebene.

- Die korrekte Ausrichtung und die Aufspannung der Füße schützen die Knie in hervorragender Weise vor Verletzungen und chronischer Überlastung.

- Sie gewinnen an Würde, Souveränität und Attraktivität in Ihrer Wirkung auf andere Menschen.

BEINE

Im Verbund mit den Füßen tragen Ihre Beine Sie durchs Leben. Sie ermöglichen es Ihnen, Ihre Ziele zu verfolgen und auf sie zuzuschreiten. Allerdings: Nicht nur auf der körperlichen Ebene bestimmen die Beine entscheidend darüber, wie beweglich wir sind. Die Haltung der Beine hat auch einen großen Einfluss auf die Art und Weise, wie wir unseren Lebensweg beschreiten und auf welche Weise wir uns dabei geistig entwickeln.

Eine der wichtigsten Voraussetzungen für gesunde Beine, schmerzfreie Knie, einen stabilen Stand und ein geschmeidiges Vorwärtskommen ist der Verlauf unserer Beinachse. Die Beinachse sollte gerade verlaufen und wird durch die Stellung der Füße, der Knie und der Position des Oberschenkels im Hüftgelenk bestimmt.

Im Brennpunkt des Geschehens stehen dabei immer die Knie, denn sie sind bedingungslos – im Guten wie im Schlechten – den Bewegungen und der Haltung im Hüftgelenk und in den Fußgelenken ausgeliefert. Dies bedeutet, dass wir gesunde Knie nur dann erreichen können, wenn wir für eine korrekte Haltung und für korrekte Bewegungen in der Hüfte und im Fuß sorgen.

Damit wir korrekt ausgerichtet und vital aufgespannt stehen und gehen können, benötigen wir ein stabiles Fundament. Dieses Fundament ist jedoch gestört, wenn die Füße schlecht aufgespannt und unkorrekt ausgerichtet sind. Oder wenn schwerere Fehlstellungen wie zum Beispiel Knick- und Spreizfüße vorliegen.

Weder eine korrekte Ausrichtung der Beinachse noch eine elegante, gesunde Erscheinung im Gehen und Stehen sind dann möglich.

Allein schon dadurch, dass Sie sich angewöhnen, die Beine auf natürliche Weise zusammen mit den Füßen gerade auszurichten, die Fersen aufzurichten und die Rotation im Vorfuß zu aktivieren, werden Sie deutliche Verbesserungen am gesamten Körper und auch in Ihrer geistigen Einstellung erzielen.

Zu den Beinen gehören jeweils die Oberschenkelknochen, die Unterschenkel mitsamt Schien- und Wadenbeinen sowie die Füße. Oberschenkel und Unterschenkel sind jeweils über das Kniegelenk miteinander verbunden. An der Vorderseite des Kniegelenks befindet sich die Kniescheibe. Die Kniescheibe ist in der Sehne des großen, vorderen Oberschenkelmuskels eingelagert. Wenn die Oberschenkelmuskeln ungleichmäßig arbeiten und dadurch die Beinachse nicht gerade nach vorn ausgerichtet ist – also so, dass Füße und Knie nicht gerade nach vorn zeigen – kann es vorkommen, dass die Kniescheibe ihre natürliche, mittlere Stellung verlässt und zur Seite hingezogen wird.

ÜBUNG 1: DIE BEINE KORREKT AUSRICHTEN

Schritt 1: Die Beine bewusst wahrnehmen

Um das Körperbewusstsein für Ihre Beine zu intensivieren und zu verbessern, ertasten Sie Ihre Beine vom Fuß bis zum Becken und umgekehrt. Machen Sie dies ruhig und ausgiebig. Ertasten Sie sich. Massieren Sie sich. Erkunden Sie sich. Begegnen Sie sich selbst und Ihrem Körper dabei mit Entdeckergeist. Variieren Sie spielerisch den Druck und die Geschwindigkeit, mit denen Sie dabei mit Ihren Händen vorgehen. Gehen Sie abwechselnd mit offenen und mit geschlossenen Augen vor. Lassen Sie sich eine, zwei oder mehr Minuten Zeit dafür.

Je besser Sie Ihren Körper wahrnehmen, desto leichter wird es Ihnen in Zukunft fallen, Ihre eigene Haltung einzuschätzen, Fehlhaltungen zu erkennen und sie zu korrigieren.

Schritt 2: Die Beinachsen gerade ausrichten

Zu einer korrekt ausgerichteten und vital aufgespannten Körperhaltung gehören zwei gerade ausgerichtete Beinachsen. Die Füße und die Knie schauen hierfür parallel nach vorne und stehen lotrecht übereinander. Neben einer korrekten Fußstellung entscheidet auch die Beckenstellung (der wir uns im nächsten Kapitel widmen) über den Verlauf der Beinachsen. Ist zum Beispiel das Becken nach vorne geneigt (sodass ein Hohlkreuz entsteht), drehen die Oberschenkel und damit auch die Knie nach innen ein. Ist diese Stellung stark ausgeprägt, kann es zu einer X-Bein-Stellung und zu Knickfüßen kommen. Liegen hingegen O-Beine vor, so ist die Verkettung meistens genau umgekehrt. Aber Vorsicht: Denn es gibt immer wieder auch Abweichungen der Beinachsen, die nicht den genannten Mustern entsprechen.

Schritt 3: Die korrekte Kniestellung

Achten Sie nun darauf, dass Ihre Knie nicht voll durchgedrückt sind. Stattdessen sollen die Knie entspannt sein und idealerweise exakt oberhalb des Sprunggelenks stehen. Den möglichst parallel stehenden Füßen entsprechend, zeigen die Kniescheiben geradeaus nach vorn. Dadurch werden die Scharniergelenke der Knie entlastet und können sich nach Belastungen besser regenerieren. Zudem kommt es durch die Ausrichtung der Knie, die der Fußstellung folgt, zu einer gesunden Ausrichtung der Beinachse und zur Stärkung der Gesäßmuskeln.

Wenn Sie diese Ausrichtung – die parallel zueinanderstehenden Füße und die nach vorne zeigenden Knie – auch beim Gehen beibehalten, wird dies nicht nur eine dezente Vergrößerung Ihrer Schrittlänge zur Folge haben, sondern auch einen vollkommen anderen Einsatz Ihrer gesamten Beinmuskulatur.

Dadurch werden die Füße wesentlich ausgeglichener belastet und entwickeln so auf Dauer auch eine ausgewogenere Muskulatur. Der Gang wird kraftvoller und vor allem die Gesäßmuskeln und die hintere Oberschenkelmuskulatur kommen stärker zum Einsatz. Die Streckmuskulatur der vorderen Oberschenkel wird weniger belastet.

Oft können wir sehen, dass Menschen im Stand eine Beinhaltung einnehmen, bei der die Knie durchgedrückt sind. Doch durchgedrückte Knie vermitteln nicht nur nach außen hin Starrheit und Unbeweglichkeit. Wenn Sie die Kniegelenke stattdessen ganz leicht anwinkeln, gewinnt augenblicklich der gesamte Körper an Beweglichkeit, Reaktionsbereitschaft und Dynamik. Besonders deutlich können Sie dies erkennen, wenn Sie sich geübte Sportler, etwa Fußballer, Boxer, Turner oder Tänzer in Aktion ansehen: Die atemberaubende körperliche Dynamik, die sie entfalten, wäre augenblicklich unterbrochen, wenn sie beim Stehen ihre Knie bis zum Anschlag durchgedrückt halten würden.

Der berühmte ungarische Tanzlehrer und Choreograf Rudolf von Laban nannte die durchgedrückte Knieposition eine rigide Körperhaltung. Er hatte in seinen Studien herausgefunden, dass mit fest bis zum Anschlag durchgedrückten Knien sowohl in der Körpersprache als auch sehr oft auf mentaler Ebene eine rigide Einstellung einhergeht. Diese führt dazu, dass bei den Betroffenen die Fähigkeit, sich selbst und andere wahrzunehmen, liebevoll mit sich selbst und anderen umzugehen und andere Sichtweisen als die eigene zu akzeptieren, oft sehr deutlich eingeschränkt ist.

Die Aufhebung einer rigiden Kniehaltung hin zu flexiblen, leicht und locker angewinkelten Knien führt auch im Hinblick auf die mentale Ausrichtung der jeweiligen Person zu einer lockereren, entspannteren und flexibleren Geistes- und Lebenshaltung. Eine winzige Haltungsnuance mit phänomenaler Wirkung!

DIE VITALE AUFSPANNUNG DER BEINE

Nach unten hin ist der Unterschenkel über das obere Sprunggelenk mit dem Fuß verbunden. Wie der Fuß ist auch das Bein in seiner korrekten Position beim Stehen wie eine Spirale aufgespannt. Nach dem gleichen Prinzip, wie Sie es bereits am Fuß kennengelernt haben, kommt diese Aufspannung auch im Bein durch eine Gegenrotation der Muskeln zustande.

Um in die vitale Aufspannung zu gelangen, dreht sich der Oberschenkel in seiner Längsachse leicht nach außen. Gleichzeitig dreht sich der Unterschenkel in seiner Längsachse leicht nach innen. Durch diese Gegenrotation kann sich die vitale Aufspannung des Fußes auch im Bein fortsetzen.

Dieses »Gegeneinander-Rotieren« des Unter- und Oberschenkels ist eine Besonderheit, die unter allen Säugetieren allein dem Menschen zu eigen ist. Wenn wir uns angewöhnen, es zu nutzen, unterstützt es in exzellenter Weise die reibungslose Gesundheit der Gelenke. Doch das ist noch längst nicht der einzige positive Effekt. Denn gleichzeitig verleiht uns die vitale Aufspannung – trotz des sehr filigranen Aufbaus des Kniegelenks – eine besonders kraftvolle Stabilität in den Beinen, ohne dass wir dadurch an Flexibilität verlieren.

ÜBUNG 2: DIE BEINE VITAL AUFSPANNEN

Schritt 1: Die Beinausrichtung kontrollieren

Für den Fall, dass Sie die Ausrichtung der Füße und der Beine, wie in Übung 1 gezeigt, noch nicht einwandfrei beherrschen, rekapitulieren Sie diese nochmals. Stellen Sie sicher, dass Sie mit Ihren Füßen in gutem Bodenkontakt sind, dass diese hüftbreit stehen und parallel zueinander ausgerichtet sind. Das Körpergewicht liegt hauptsächlich auf dem Großzehengrundgelenk und auf der Ferse auf.

Die Beinachsen sind gerade und exakt nach vorn ausgerichtet. Füße und Kniescheiben zeigen exakt nach vorn, die Knie sind nicht voll durchgedrückt und befinden sich exakt über dem Sprunggelenk.

Schritt 2: Die Gegenrotation in den Beinen aktivieren

Leiten Sie nun die vitale Aufspannung auch in den Beinen ein: Aktivieren Sie dazu die Muskeln des Beckenbodens, indem Sie die Sitzbeinhöcker zusammenziehen. Die Sitzbeinhöcker finden Sie in der Mitte der Stelle, wo der innere Oberschenkel in den Damm – das ist der Übergang zwischen den Genitalien und dem Darmausgang – übergeht. Mit ein bisschen Fingerdruck können Sie Ihre Sitzbeinhöcker dort gut ertasten. Je häufiger Sie diese Gegend von nun an tastend erkunden, desto leichter können Sie ein gutes Gefühl für diese Region entwickeln, die so wichtig für eine gute Ausrichtung ist.

Indem Sie die beiden Sitzbeinhöcker zusammenziehen, wird die Beckenöffnung zusammengezogen und die Hüftmuskeln werden aktiviert. Bei genauerem Hinspüren können Sie wahrnehmen, dass es dadurch zu einer leichten Außenrotation der Oberschenkel nach hinten und außen kommt.

Halten Sie nun sowohl das Zusammenziehen der Sitzbeinhöcker als auch die leichte Außenrotation der Oberschenkel aufrecht. Gleichzeitig wird durch die parallele, hüftbreite Fußhaltung die Muskulatur des Unterschenkels nach innen gedreht. Dadurch entsteht auch in den Beinen im Zusammenspiel von Ober- und Unterschenkel eine Bewegung von Zug und Gegenzug.

Halten Sie diese vitale Aufspannung der Beine aufrecht und gehen Sie nun zusätzlich sehr bewusst in die vitale Aufspannung der Füße: Die Fußwurzel dreht nach außen, der Vorfuß dreht nach innen, das Längsgewölbe ist gut ausgebildet und sichtbar.

Können Sie wahrnehmen, wie gut die vitale Aufspannung der Füße und die der Beine sich gegenseitig unterstützen? Die Aufspannung im Fuß erleichtert die Aufspannung im Bein und umgekehrt. Nehmen Sie sich Zeit und nehmen Sie wahr, wie es sich anfühlt, mit dieser einzigartigen Funktion des Körpers Bekanntschaft zu schließen. Dieses achtsame Nachspüren ist die Grundlage dafür, um sich die vitale Aufspannung von Mal zu Mal immer mehr zu einer guten Angewohnheit zu machen.

Schritt 3: Die vitale Aufspannung achtsam wahrnehmen

Halten Sie weiter die vitale Aufspannung in den Füßen und in den Beinen aufrecht. Aktivieren Sie noch einmal bewusst die Beckenbodenmuskeln, indem Sie die Sitzbeinhöcker zusammenziehen. Können Sie auch hier wahrnehmen, wie dadurch die vitale Aufspannung in den Beinen und in den Füßen unterstützt wird? Und wie umgekehrt die vitale Verschraubung von Füßen und Beinen die Ausrichtung des Beckens begünstigt? Sie sehen: Eine natürlich-aufrechte Haltung im Stehen ist keineswegs nur eine Frage der Wirbelsäulenausrichtung. Vielmehr beeinflusst jeder Teil des Körpers die Haltung. Und je besser die Füße, die Beine und der Beckenboden korrekt ausgerichtet sind, desto einfacher können sich auch die Wirbelsäule und die weiteren Körperbereiche in die richtige und gesunde Stellung bringen.

ERGÄNZENDE ÜBUNG FÜR DEN ALLTAG

Üben Sie die Ausrichtung der Beine im Alltag auch, wenn Sie sich setzen und wieder aufstehen. Bei dieser alltäglichen Bewegung sinken bei vielen Menschen die Knie nach innen und die Fußspitzen drehen nach außen. Diese Fehlkoordination schadet den Knien, und die Füße werden jedes Mal empfindlich fehlbelastet. Sollten Sie sich das nächste Mal bei diesem Fehlmuster ertappen, führen Sie diese Bewegung umgehend nochmals aus, diesmal aber anatomisch richtig mit gerader Beinachse sowie mit hüftbreit und parallel zueinander ausgerichteten Füßen.

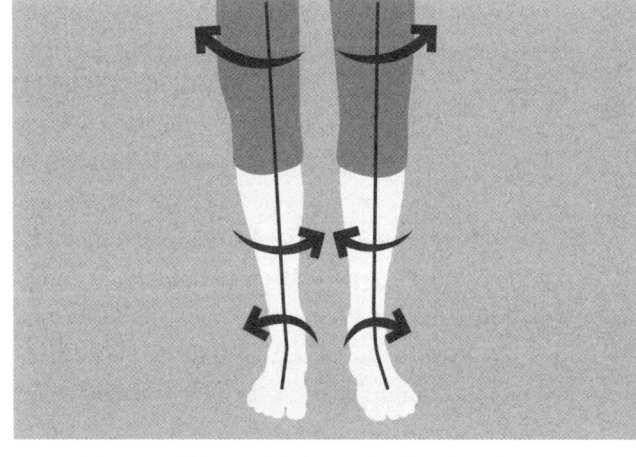

Skizze 2: Füße und Beine spiralförmig aufspannen
Die Fußwurzel dreht nach außen, der Vorfuß dreht nach innen, das Längsgewölbe wird gut sichtbar.
Die Oberschenkel drehen nach außen, die Unterschenkel drehen nach innen, die Beine werden vital und stabil ausgerichtet und bleiben zugleich flexibel und beweglich.

BECKEN

Das Becken bildet die körperliche Mitte des Menschen. Hier befindet sich unser Schwerpunkt. Das Becken ist sowohl das Bindeglied zwischen Rumpf und Beinen als auch das Fundament, auf dem der gesamte Oberkörper ruht. Als Basis für den Oberkörper ist die Beckenausrichtung entscheidend für die Ausrichtung unserer gesamten Wirbelsäule. Auch die Ausrichtung unseres Schultergürtels sowie die Ausrichtung und die Koordination unseres Hüftgelenks, der Beine und der Füße werden direkt davon beeinflusst, in welcher Stellung unser Becken sich befindet.

Doch das ist längst nicht alles, denn die Beckenausrichtung ist zugleich maßgeblich für die innere Balance des Menschen. Je besser wir uns mit dem Becken in unserer Körpermitte befinden, desto leichter fällt es uns, auch auf der psychischen Ebene in unsere Mitte zu finden und in ihr zu bleiben. Wer gelernt hat, seinen körperlichen Schwerpunkt gut auszurichten, wird auch dann besser in seiner Mitte ruhen können, wenn Anforderungen und Stress einmal ansteigen.

Damit das Becken ohne übermäßige Anstrengung aufgerichtet auf den beiden Oberschenkelköpfen ruhen kann, muss die Muskulatur im Beckenbereich in einem harmonischen Spannungsgleichgewicht sein. Wenn Sie darauf achten, können Sie bei vielen Menschen jedoch leicht erkennen, dass diese ihr Becken nicht wirklich aufrecht halten. Von der Seite betrachtet, lässt sich dann feststellen, dass das Becken mit der Oberkante zu weit nach vorne gekippt wird. Die Muskeln der Lendenwirbelsäule sind dadurch oft verspannt oder gar verkürzt und verstärken dadurch das Hohlkreuz. Die Bauchdecke ist schlaff und der Beckenboden ist inaktiv. So fehlt dem Becken die entsprechende Stabilität und die Hüftgelenke sind in ihrer Beweglichkeit eingeschränkt.

DER BECKENBEREICH ALS ZENTRUM DER KRAFT IN DEN KAMPFKÜNSTEN

In den traditionellen asiatischen Kampfkünsten wie zum Beispiel Aikido, Karate, Kung Fu und Tai-Chi misst man der Beckenregion eine ganz besondere Bedeutung bei. Ihre asiatischen Bezeichnungen »Hara«, »unteres Dantian« oder »unterer Tanden« lassen sich ungefähr mit »Energiefeld« oder »Elixierfeld« ins Deutsche übersetzen. Die Lage des »Hara« im Körper wird als ein dreidimensionaler Bereich beschrieben, der seinen Mittelpunkt in etwa eine Handbreit unterhalb des Bauchnabels hat und der in seiner Größe von Mensch zu Mensch und von Zeit zu Zeit variieren kann.

Einerseits befindet sich, wie wir bereits gesehen haben, in diesem Bereich das Zentrum der Körperschwerkraft. Andererseits sammelt sich nach Sicht der großen Meister dieser Bewegungskünste in diesem Bereich auch die Lebenskraft und die Ursprungsenergie des Organismus. Eines der wesentlichsten Ziele dieser Methoden – ob nun Karate oder Tai-Chi – liegt darin, die Kraft der jeweiligen Bewegungen aus eben dieser Mitte heraus entstehen und fließen zu lassen. Auch zahlreiche westliche Forscher widmen sich mittlerweile diesen klassisch-östlichen Sichtweisen.

Besonders bemerkenswert an diesen alten Künsten der asiatischen Meister ist, dass mit dem großen Ideal des Agierens aus dem Zentrum heraus nicht nur der körperliche, sondern auch der psychische Aspekt gemeint ist. Denn mit dem Finden der körperlichen Mitte erreicht der Übende auch die Mitte seines eigenen Seins – und damit auch seine geistige Mitte. Bewegungsschulung und Korrektur bedeutete hier also bereits vor

Jahrhunderten nicht nur Körpertraining, sondern auch die tief-
gründige Arbeit am eigenen Charakter und der möglichst günstigen Entfaltung des persönlichen Potenzials.

Um die Körpermitte zu stärken, gibt es in den traditionellen
japanischen und chinesischen Kampfkünsten viele Bewegungs-,
Haltungs- und Atemübungen zum Dantian oder Hara, die das
»Meer des Qi« stärken. Für den Fall, dass Sie bislang noch keine
Erfahrungen mit dem Training dieser Künste gesammelt haben,
kann ich Sie nur dazu ermutigen, dies einmal auszuprobieren.

ÜBUNG 1: DAS BECKEN KORREKT AUSRICHTEN UND DEN BECKENBODEN AKTIVIEREN

Schritt 1: Orientierung finden und Körperbewusstsein
entwickeln

Um die korrekte Haltung in der für den gesamten Organismus so bedeutenden Beckenregion bewusst zu erreichen, ist
es zuallererst einmal besonders wichtig, die Körperwahrnehmung in diesem Bereich Ihres Körpers so gut wie nur möglich zu entwickeln. Eine besonders wirksame Methode hierzu
ist es, wenn Sie mit beiden Händen den Bereich Ihres Beckens und Ihrer Beckenknochen ertasten. Beginnen Sie am
unteren Ende Ihrer Wirbelsäule mit dem Steißbein. Betasten
Sie es, massieren Sie es, und wandern Sie weiter aufwärts bis
zum Kreuzbein. Massieren und ertasten Sie, wie sich links
und rechts von Ihrem Kreuzbein die beiden Kreuz-Darm-
bein-Gelenke anschließen, die noch etwas weiter außen in
die beiden Beckenschaufeln übergehen. Unterhalb der beiden Beckenschaufeln befinden sich die Hüftgelenkspfannen.
Diese lassen sich, weil sie sehr tief im Becken liegen, zwar
nicht ertasten, jedoch können Sie sich in etwa die Stelle vorstellen, an der sie sich befinden.

Wenn Sie sich nun mit den Händen von den Seiten der Beckenschaufeln weiter nach vorne tasten, erreichen Sie im Zentrum des vorderen Beckens das Schambein. Wenn Sie Ihr Schambein sehr genau betasten, können Sie exakt in seiner Mitte die Schambeinfuge bemerken, die aus einem Knorpel besteht und die linke und die rechte Schambeinhälfte nicht nur miteinander verbindet, sondern sie auch beweglich hält.

Nehmen Sie nun Ihre Sitzbeinhöcker wahr. Zur Erinnerung: Sie finden diese am schnellsten, wenn Sie sich auf einen harten Stuhl setzen. Ertasten Sie auch diese ausgiebig mit den Händen.

Wandern Sie dann wieder links und rechts zu den Außenseiten der Beckenschaufeln und von dort an den Seiten senkrecht nach unten. Dort können Sie links und rechts die beiden Rollhügel am seitlichen oberen Ende der Oberschenkelknochen ertasten. Legen Sie die Handflächen auf die Rollhügel, während Sie einige Schritte umhergehen. Vergegenwärtigen Sie sich, wie der Oberschenkelknochen bis in die Leisten und zum Hüftgelenk zieht.

Nehmen Sie diese Reise durch den Beckenbereich immer wieder einmal vor, um sich von Mal zu Mal besser in dieser zentralen Region Ihres Körpers zurechtzufinden.

Schritt 2: Das Becken aufrichten

Sie richten Ihr Becken auf, indem Sie die Sitzbeinhöcker gerade-senkrecht nach unten zeigen lassen.

Erspüren Sie Ihre Sitzbeinhöcker. Die Schweizer Körpertrainerin Benita Cantieni empfiehlt dazu, sich vorzustellen, dass die beiden Sitzbeinhöcker mit einem straffen Band verbunden sind. Indem Sie nun versuchen, die Sitzbeinhöcker leicht zur Mitte in Richtung Ihres Dammes (das ist die Region zwischen den äußeren Genitalien und dem Anus) zu ziehen, wird dadurch die Spannung des imaginären Bandes gelockert, es wird nicht mehr so straff auseinandergezogen. Achten Sie darauf, dass Sie die Anspannung nur durch das Zusammenziehen der Sitzbeinhöcker erzeugen und dabei die Gesäßmuskeln möglichst überhaupt nicht anspannen. Durch dieses Zusammenziehen der Sitzbeinhöcker aktivieren Sie die Muskelschicht des Beckenbodens (im Fachjargon auch: Levator ani oder auf Deutsch: Heber des Afters).

Wenn Ihr Beckenboden gut trainiert ist, wirkt sich das nicht nur günstig auf Ihre gesunde Haltung aus – auch der Halt der inneren Organe in der Bauchhöhle verbessert sich und das Einhalten und Loslassen von Urin, Blähungen und Stuhlgang können insbesondere im Alter besser kontrolliert werden.

Auch der Funktionsfähigkeit Ihrer Geschlechtsorgane kommen intakte Muskeln im Beckenboden zugute. Bei Frauen können zudem Beschwerden durch die altersbedingt manchmal vorkommende Absenkung der Gebärmutter gelindert werden.

Ziehen Sie nun zusätzlich die Beckenbodenmuskeln nach hinten in Richtung des Kreuzbeines und gleichzeitig nach oben. Lassen Sie die Gesäßmuskeln auch diesmal so gut wie möglich aus dem Spiel. Die Sitzbeinhöcker bleiben dabei senkrecht nach unten gerichtet.

Durch den so entstehenden Zug-Gegenzug-Effekt – die Sitzbeinhöcker zentral und senkrecht nach unten und gleichzeitig den Beckenboden nach hinten in Richtung Kreuzbein – werden diejenigen Muskeln aktiviert, die unmittelbar die Wirbelsäule umgeben und die für ihre gesunde, aufrechte Aufspannung zuständig sind (im Fachjargon die sogenannte autochthone Rückenmuskulatur). Durch die Vernetzung und Streckung dieser innersten Muskelschichten werden auch alle anderen Rückenmuskeln in eine gesunde, aufrichtende Grundspannung gebracht.

Schritt 3: Der aufgerichteten Beckenhaltung nachspüren

Um zu überprüfen, ob Sie auf dem richtigen Weg sind, hat sich die folgende Möglichkeit bewährt:

Das Aufrichten des Beckens führt zu einer angenehmen Dehnung/Streckung in der gesamten Rücken- und Bauchmuskulatur. Das bewusste, behutsame Aktivieren des Levator ani gibt dem Becken eine angenehme, natürliche Stabilität. Wenn Sie nun in dieser Wohlfühl-Spannung tief in den Bauchraum einatmen, kann es sein, dass dies zu einem sehr wohltuenden Gefühl der Aufdehnung im unteren Bauchraum führt. Vielleicht können Sie in dieser Stellung auch wahrnehmen, dass das Gewicht Ihres Oberkörpers von den Muskeln Ihres Beckenbodens getragen wird. Sie befinden sich im Gleichgewicht. Der aktivierte Beckenboden trägt den gesamten Oberkörper stabil und sicher.

Schritt 4: Unterstützende Atmung

Auch wenn in diesem Buch der gesunden, vitalen Atmung ein eigenes Kapitel gewidmet ist (ab S. 177), ist es hilfreich, wenn Sie sich bereits an dieser Stelle den engen Zusammenhang zwischen der vitalen Körperaufspannung und einer natürlich-freien Atmung ins Bewusstsein rufen. Denn die Qualität Ihrer Körperhaltung und die Qualität Ihrer Atmung bedingen einander.

In zahlreichen Kampfkünsten, so auch im Karate, mit dem ich mich intensiv beschäftige, setzt der Kämpfer gezielt seine Atmung ein, um seine Beckenhaltung zu verbessern und auf diese Weise sowohl psychisch als auch körperlich zu mehr Stärke, Stabilität und Sicherheit zu finden.

Eine wirksame Übung, um dies zu erreichen, geht so: Halten Sie den Mund entspannt und leicht geöffnet. Achten Sie darauf, dass die Zahnreihen nicht aufeinanderliegen oder gar aufeinandergepresst werden. Lassen Sie stattdessen einen kleinen Freiraum zwischen den beiden Zahnreihen. Gestatten Sie Ihren Muskeln am Mund, am Kiefergelenk und im Gesicht, sich zu entspannen.

Stellen Sie sich nun vor, der Kronenpunkt Ihres Kopfes (siehe Kasten Seite 57) wäre mit einem Faden aus Gold verbunden, der nach oben zieht. Stellen Sie sich vor, dass Sie sich von diesem goldenen Faden mit jedem Atemzug ein bisschen weiter nach oben ziehen lassen.

Ziehen Sie Ihre Zungenwurzel (das ist der hinterste Teil der Zunge, dort wo sie dem Rachen entspringt) ein wenig nach hinten und zugleich nach oben in Richtung des Gaumens. Vielleicht können Sie merken, wie sich dadurch Ihr Kopf und Ihre Wirbelsäule leichter aufrichten lassen.

Beim Einatmen ziehen Sie die Sitzbeinhöcker näher zueinander. Lassen Sie in Ihrer Vorstellung den Atem von dort aus durch die Wirbelsäule nach oben bis in den Kopf fließen und atmen Sie in Ihrer Vorstellung anschließend durch den Kronenpunkt wieder aus. Stellen Sie sich dabei vor, wie Sie mit jedem Atemzug wachsen.

Achten Sie dabei darauf, dass Sie sich auch beim Ausatmen nicht kleiner machen, sondern auch hier wachsen. Jeder Atemzug macht Sie länger und leichter.

Je besser Ihr Oberkörper während des Atmens ausgerichtet und aufgespannt ist, desto weiter kann sich dadurch auch Ihr Zwerchfell ausdehnen. Auch den Lungenflügeln wird so ermöglicht, sich weiter auszudehnen. Mit jedem Einatmen können Sie mehr Sauerstoff aufnehmen und mit jedem Ausatmen können Sie effektiver entgiften, indem Sie möglichst viel Kohlendioxid ausatmen.

ÜBUNG 2: BECKENBODEN, BAUCH UND RÜCKEN AUFEINANDER ABSTIMMEN

Schritt 1: Becken, Bauch und Rücken vernetzen

Sind die Muskeln des Beckenbodens richtig aktiviert, haben sie auch entscheidenden Einfluss auf die Haltung des Bauches. Ziehen Sie hierzu den Bauchnabel in Richtung Ihres Brustbeins. Gleichzeitig dehnen Sie das Schambein ein wenig nach unten in Richtung Ihrer Füße. Durch diese Zug-Gegenzug-Bewegung wird die gesamte Muskulatur an der Bauchseite aktiviert. Gleichzeitig kommt es zu einer Vernetzung mit den seitlichen Bauchmuskeln und den Rückenmuskeln.

Schritt 2: Überprüfen, ob Sie auf dem richtigen Weg sind

Im Bereich der vorderen und auch der seitlichen Bauchmuskulatur sowie im unteren Rücken kann es zu einem angenehmen Dehnungsgefühl kommen. Sowohl der Bauch als auch der untere Rücken fühlen sich lang und leicht an. Manche Menschen geben auch an, dass sie durch die Zug-Gegenzug-Aktivierung einen angenehmen Dehnungsschmerz wahrnehmen. Es kann sich ein wohltuendes Gefühl von Würde, Souveränität und Zufriedenheit einstellen.

ÜBUNG 3: HÜFT- UND BEINMUSKELN AUFEINANDER ABSTIMMEN

Schritt 1: Über das Becken die Gegenrotation in den Beinachsen und in den Füßen aktivieren

Indem Sie die Sitzbeinhöcker zusammenziehen, wird die untere Beckenöffnung etwas enger. Dadurch kommt es zu einer sehr günstigen Kettenreaktion bis in die Beinachse. Das Zusammenziehen der unteren Beckenöffnung bewirkt eine für Ungeübte zunächst kaum wahrnehmbare, jedoch sehr wichtige Aktivierung der Hüftmuskeln, die wiederum zu einem Impuls in den Beinmuskeln führt und die gesamte Muskulatur der beiden Oberschenkel zu einer ganz leichten Außenrotation bringt. Gleichzeitig wird durch die hüftbreite, parallele Fußhaltung die Muskulatur des Unterschenkels nach innen gedreht, wodurch wiederum die Zug- und Gegenzug-Rotation der Füße unterstützt wird (siehe Kapitel »Füße« ab Seite 68).

Schritt 2: Unterstützendes Atmen

Stellen Sie sich vor, dass Sie über die Fersen einatmen. Ziehen Sie gleichzeitig die Sitzbeinhöcker näher zueinander, lassen Sie den Atem durch das Steißbein und das Kreuzbein, durch die Wirbelkörper und die Bandscheiben bis hinauf zu Ihrem Kronenpunkt fließen. Dort angekommen, atmen Sie aus und wachsen in die Höhe.

Schritt 3: Überprüfen, ob Sie auf dem richtigen Weg sind

Wenn das gegenläufige Rotieren von Unter- und Oberschenkel und damit die vitale Aufspannung verloren geht, sind oft Fehlhaltungen die Folge. Wenn beide, Unter- und Oberschenkel, stark nach außen drehen, bilden sich O-Beine. Rotieren alle Beinmuskeln deutlich nach innen, entsteht eine X-Beinstellung. Kontrollieren Sie Ihre Position im Spiegel und schauen Sie an sich herunter. Doch sogar dann, wenn weder O- noch X-Beine sichtbar sind, wird ein Fehlen der Gegenrotation immer zu einem Mangel an Stabilität im Stehen führen.

Durch Üben können wir step-by-step die Gegenrotation wieder aktivieren und sie uns zur Gewohnheit machen. Eine gute Möglichkeit, um wieder ein Gefühl dafür zu bekommen, ist: Bitten Sie jemanden, Ihre Unterschenkel kraftvoll nach innen zu drehen, während Sie gleichzeitig durch die Aktivierung der Beckenbodenmuskeln – Sitzbeinhöcker zusammen und nach hinten-oben ziehen – die Oberschenkelmuskeln nach außen drehen.

WIRBELSÄULE

Die Wirbelsäule des Menschen ist so aufgebaut, dass sie ihre bestmögliche vitale Aufspannung dann erreicht, wenn wirklich alle Muskeln, die die Wirbelsäule direkt umgeben – über 200 (!) –, mit einer leichten Grundspannung aktiv sind. Diese besonderen Muskeln werden in der Fachwelt auch autochthone Muskeln genannt. Durch die Aufspannung wird sichergestellt, dass die Wirbel und Bandscheiben genügend Raum haben und das Rückenmark im Nervenkanal der Wirbelsäule frei, das heißt ohne abgedrückt oder gequetscht zu sein, arbeiten kann.

Um zu verstehen, welche zentrale Bedeutung die vitale Aufspannung unserer Wirbelsäule und die damit verbundene Freiheit des Rückenmarks für die Gesundheit und die geistige und körperliche Entfaltung überhaupt haben, müssen wir uns bewusst machen, dass es sich beim Rückenmark um nichts weniger als eine Verlängerung unseres Gehirns handelt, die mit höchst wichtigen und zugleich mit höchst sensiblen Nervenzellen ausgestattet ist. Ohne die Gesundheit dieser Nerven wäre der einwandfreie Austausch von Informationen und Impulsen zwischen Organen und Geweben einerseits sowie dem Gehirn auf der anderen Seite nicht möglich.

Wenn wir uns den Aufbau unserer einzelnen Wirbelkörper genauer anschauen, so sehen wir, dass links und rechts an den Seiten jedes einzelnen Wirbelkörpers Nerven austreten, die unser Gehirn mit den verschiedenen Regionen, Organen und den Geweben des Körpers verbinden und über die es mit ihnen in einem ständigen Austausch von Informationen steht. Wenn diese Stellen, an denen die Nerven durch den Wirbelknochen hindurchtreten, zu eng sind, kann es vorkommen, dass die Knochen an den Nerven scheuern. Das führt häufig zu Problemen wie dem Ischias-Syndrom oder dem Hexenschuss.

Mit dem vitalen Aufspannen der Wirbelsäule werden diese Durchtrittsstellen der Nerven zwischen den Wirbeln geweitet, und wir werden weniger anfällig für derartige Malaisen. Doch die Vorteile der vitalen Aufspannung gehen noch weiter: Auch die Kreuzbeingelenke bleiben mobil und geschmeidig, und das Becken kann seine ideale V-Form bewahren.

Die zwei goldenen Regeln lauten:
1. Den Kronenpunkt nach oben dehnen.
2. Das Schambein und das Steißbein im Gegenzug nach unten dehnen, um das Becken und den Brustkorb ideal übereinanderzubringen und die Wirbelsäule dadurch aufzuspannen.

Die meisten Menschen in der westlichen Welt verlieren im Laufe ihres Lebens die Wahrnehmung für ihre autochthone Muskulatur. Daher gilt sie oft noch immer fälschlicherweise als »nicht willkürlich beeinflussbar«. In den nun folgenden Übungsschritten lernen Sie, wie Sie diese Muskelgruppen wieder aktivieren und somit zur vitalen Aufspannung Ihrer Wirbelsäule einsetzen können.

ÜBUNG: DIE WIRBELSÄULE VITAL AUFSPANNEN

Schritt 1: Die Wirbelsäule vital aufspannen

Der Kronenpunkt Ihres Kopfes zieht zur Decke. Schambein und Steißbein dehnen sich gleichzeitig in Richtung der Füße. Die vitale Aufspannung fühlt sich weder verkrampft noch blockierend an. Stattdessen verleiht sie Ihnen ein wohltuendes, befreiendes Gefühl.

Schritt 2: Die Schultern seitlich fallen lassen

Die Schultern werden nach außen-unten entspannt. Lassen Sie sie dazu frei nach außen fallen. Stellen Sie sich vor, das Brustbein würde sich der Länge nach in der Mitte teilen und die beiden Hälften würden sich vom oberen Ende her entspannt nach außen bewegen. Dadurch dehnen sich die Schlüsselbeine und das Brustbein nach außen in ihre von der Natur vorgesehene Länge.

Lassen Sie die Wirbelsäule dabei so aufrecht sein, dass ein senkrechtes Lot mühelos durch sie hindurchfinden könnte.

Schritt 3: Wirbelsäule und Becken aufeinander abstimmen

Das aufgerichtete Becken und die stabile Beinachse bilden zusammen eine gesunde Basis für die Wirbelsäule. Um dies genauer wahrzunehmen, gehen Sie wie folgt vor:

1. Behalten Sie die vital aufgespannte Haltung in der Wirbelsäule bei.

2. Aktivieren Sie nun auch die vitale Aufspannung Ihrer Füße und Beine.

3. Richten Sie nun das Becken korrekt aus, indem Sie die Sitzbeinhöcker zusammenziehen.

4. Nehmen Sie in dieser aufgespannten Haltung die Verbindung der Wirbelsäule mit dem korrekt ausgerichteten Becken und der stabilen Bein-Fuß-Achse wahr.

5. Beobachten Sie, wie die Aufspannung der Wirbelsäule auch die Ausrichtung von Becken, Beinen und Füßen unterstützt.

6. Sie werden feststellen, dass die einwandfreie Aufrichtung des Beckens durch die gesamte vitale Aufspannung der Wirbelsäule deutlich unterstützt und erleichtert wird.

7. Nehmen Sie abschließend wahr, wie die korrekte Ausrichtung und die vitale Aufspannung der Füße und der Beine vom korrekt ausgerichteten Becken und von der vital aufgespannten Wirbelsäule unterstützt werden.

Je präziser Sie Ihr Körperbewusstsein – wie in dieser Übung gezeigt – entwickeln, desto klarer wird erkennbar: Die von Natur aus für den Menschen vorgesehene, vitale Aufspannung der Wirbelsäule lässt sich umso leichter erreichen und angewöhnen, je besser jede einzelne Körperregion ausgerichtet und aufgespannt ist.

Schritt 4: Die enge Verbindung von Becken und Brustkorb verinnerlichen

Je korrekter Sie das Becken aufrichten und die Wirbelsäule aufspannen, desto besser findet auch der Brustkorb genau über dem Becken zentriert seine ideale Position.

Welch enge Beziehung den Brustkorb und das Becken von Anbeginn des Lebens miteinander verbindet, wird umso verständlicher, wenn wir uns mit der Entwicklung befassen, die wir schon als Embryos durchlaufen haben: Denn hier zeigt sich, dass in den ersten Wochen der Schwangerschaft beim Embryo das Becken und der Brustkorb sogar noch eine Einheit bilden. Erst später, etwa ab der sechsten Schwangerschaftswoche, wandern – bedingt durch die allmähliche Ausbildung der Wirbelsäule – Schritt für Schritt der Brustkorb und das Becken weiter auseinander.

Doch auch wenn wir schon längst erwachsen sind, stehen das Becken und der Brustkorb noch immer eng miteinander in direktem Bezug zueinander. In der Osteopathie zum

Beispiel gilt diesbezüglich der Leitsatz: Alles, was die eine Körperregion macht, wirkt sich auch auf die andere Region aus. Und da im menschlichen Organismus viele Regionen miteinander vernetzt sind und sogar miteinander kommunizieren, übernimmt dementsprechend aus Sicht der Osteopathie der Unterkiefer die Haltung des Beckens, während wiederum die Entwicklung des Oberkiefers stark von der des Brustkorbes beeinflusst wird.

Schritt 5: Überprüfen, ob Sie auf dem richtigen Weg sind

In der vitalen Aufspannung fühlen Sie sich wenigstens ein bis zwei Zentimeter größer. Nehmen Sie wahr, wie Sie sich in dieser Haltung fühlen. Würdevoll? Anmutig? Stattlich? Attraktiver? Selbstsicherer?

Fallen Sie nun für ein paar Sekunden in die Haltung zurück, die Sie vor dem Üben eingenommen haben, und nehmen Sie wahr, inwieweit sich dadurch die Art, wie Sie sich fühlen, verändert.

Kehren Sie nun zur vitalen Aufspannung der Wirbelsäule zurück, indem Sie den Kronenpunkt des Kopfes wieder nach oben dehnen und das Schambein und das Steißbein nach unten ziehen. Nehmen Sie erneut wahr, wie Ihre Körperhaltung direkt ihr Lebensgefühl verändert. Gelingt es Ihnen, entlang der Wirbelsäule die »neu entdeckten«, nun aktivierten Muskeln wahrzunehmen? Mit jedem Mal Üben wird Ihnen dies besser und leichter gelingen.

SCHULTERN UND ARME

Überlastete, verspannte, schmerzende und unbewegliche Schultern sind sehr verbreitet. Oft gehen sie mit Fehlhaltungen der Arme und der Wirbelsäule einher. Was den meisten Betroffenen dabei nicht einmal ansatzweise bewusst ist: Die Aufrichtung der Wirbelsäule hat bei Schulterproblemen allerhöchste Priorität! Und auch die Stellung der Arme spielt für das körperliche und seelische Wohlbefinden eine wichtige Rolle.

Oft hört man in der Umgangssprache davon, dass ein Mensch mit »hochgezogenen Schultern« durchs Leben geht. Hier kann der Trugschluss aufkommen, hochgezogene Schultern entstünden dadurch, dass die Schultermuskeln sie nach oben ziehen. Tatsächlich jedoch entstehen hochgezogene Schultern ganz anders. Denn hauptsächlich sind es die Arme und der Kapuzenmuskel (er wird auch Trapezmuskel genannt und reicht vom hinteren unteren Schädel über die Schulterblätter bis zur unteren Brustwirbelsäule), die das Schulterdach und das Schulterblatt nach oben bewegen können. Die Schultern selbst sind dazu nicht in der Lage.

Somit kommt den Armen und dem Kapuzenmuskel eine Schlüsselrolle zu. Denn so, wie Sie durch die korrekte Ausrichtung der Beine die Hüfte und die gesamte Körperachse positiv beeinflussen, führt auch die korrekte Ausrichtung der Arme zu einer erheblichen Verbesserung Ihrer Schulterhaltung. Die korrigierte Schulter unterstützt dann wiederum die Korrektur Ihrer Wirbelsäule.

ÜBUNG: DIE SCHULTERN, ARME UND HÄNDE NATÜRLICH AUSRICHTEN

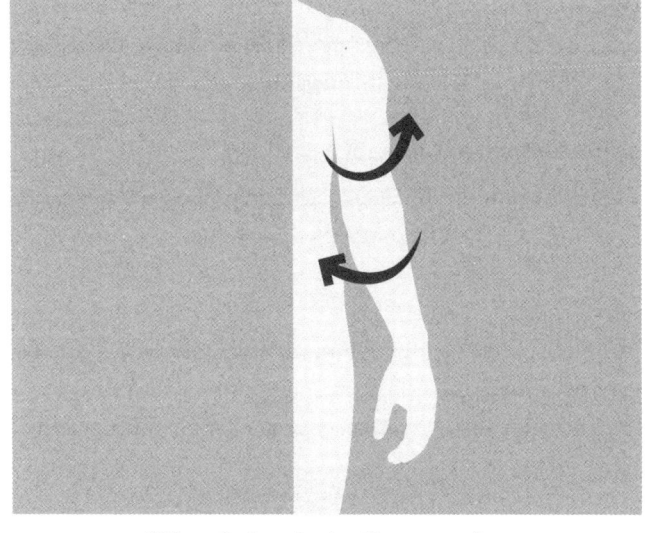

Skizze 3: Arm in der Gegenrotation
Der Oberarm dreht leicht nach außen, die Schulter
kann sich öffnen. Das ermöglicht eine aufrechte Haltung
und erleichtert die Atmung.
Der Unterarm rotiert gegen den Oberarm sanft
nach innen. Die Schulter und der Arm sind stabil
und bleiben zugleich flexibel und beweglich.

Schritt 1: Durchstrecken vermeiden

Um die Arme im Stehen und im Sitzen gut auszurichten,
sollten Sie sie im Ellbogengelenk nicht starr durchgestreckt
halten. Sinnvoller ist es, wenn Sie die Arme entspannen und
dadurch seitlich für ein ganz leichtes Anwinkeln am Körper
sorgen. Wie schon bei den Beinen gesehen, können Sie auf
diese Weise nicht nur auf der körperlichen, sondern auch auf
der psychischen Ebene einer rigiden Einstellung vorbeugen
(siehe Übung 1 im Kapitel »Beine« auf Seite 80).

Schritt 2: Die Schultern fallen lassen

Stellen Sie sich vor, Ihr Brustbein würde sich von seinem oberen Ende her in der Mitte zweiteilen. Stellen Sie sich weiter vor, wie beide Schultern mit ihrem vollen Gewicht das gespaltene Brustbein nach außen und unten ziehen. Der Effekt: Die Schultern dürfen sich entspannen und absenken.

Schritt 3: Ellbogen und Kopf ausrichten

Ziehen Sie nun die Ellbogen nach unten und gleichzeitig den Kopf mit dem Kronenpunkt nach oben.

Schritt 4: Oberarme nach außen rotieren

Halten Sie diese Dehnung und rotieren Sie nun die Vorderseite der Oberarme (die Bizepsmuskeln) leicht nach außen. Lassen Sie die Ellbogen dabei entspannt nach unten gezogen.

Schritt 5: Unterarme nach innen rotieren

Während die vordere Seite des Oberarmes nach außen rotiert, wird der Unterarm leicht nach innen gedreht. Die Handrücken zeigen dabei jeweils leicht nach außen. Genauso wie die von Natur aus vorgesehene Gegenrotation von Ober- und Unterschenkel das Bein und die Hüfte stabilisiert, bringt die Gegenrotation von Ober- und Unterarm die Schulter und damit auch die Wirbelsäule in ihre jeweils korrekte Position.

Die Gegenrotation im Arm ist übrigens nicht nur die natürlich vorgesehene Armhaltung, wenn Sie die Arme hängen lassen, sondern auch, wenn Sie sie zum Beispiel seitlich oder nach vorne ausstrecken – dann sollten sowohl der Bizeps als auch der Handrücken nach oben zeigen. Als ich – damals noch im Karatetraining – zum ersten Mal damit konfrontiert wurde, war dieses Gegenrotieren der Arme einfach nur verwirrend für mich. Ich hatte als Jugendlicher noch vollkommen andere, seit frühester Kindheit erlernte Haltungsgewohnheiten und entsprechend unausgerichtet war zu dieser

Zeit auch meine Körperhaltung. Ich war ein ausgesprochen langsam Lernender (was viel mit meiner Körperausrichtung zu tun hatte) und ich benötigte jede Menge Anläufe, um mir das natürliche Gegenrotieren von Ober- und Unterarmen anzugewöhnen. Doch das war es wert. Ich möchte Sie ermutigen, diesen für viele von uns anfangs wirklich sehr anspruchsvollen Schritt immer wieder zu versuchen und nicht aufzugeben, falls Ihr Üben nicht direkt von Erfolg gekrönt sein sollte.

Schritt 6: Schulterposition überprüfen

Die Schlüsselbeine stehen nahezu gerade waagerecht. Seitlich betrachtet, befindet sich der Kopf des Oberarmes in der Mitte des Brustkorbes.

Schritt 7: Unterstützendes Atmen

Stellen Sie sich beim Einatmen vor, dass Sie in der Mitte des Brustbeines einatmen. Leiten Sie den Atem nun weiter zur rechten Schulter und atmen Sie durch die rechte Schulterkuppe aus. Entspannen Sie dabei bewusst die rechte Schulter.

Erneut in der Mitte des Brustbeins einatmen. Nun den Atem zur linken Schulter weiterleiten und durch die linke Schulterkuppe ausatmen. Entspannen Sie dabei bewusst die linke Schulter.

Nochmals in der Mitte des Brustbeines einatmen. Den Atem nun zu beiden Schultern weiterleiten. Aus den Schulterkuppen wieder ausatmen und dabei beide Schultern bewusst entspannen.

Schritt 8: Kontrollmöglichkeit, ob Sie auf dem richtigen Weg sind

Spannen Sie die Wirbelsäule auf, indem Sie den Kronenpunkt Ihres Kopfes nach oben dehnen und das Schambein und das Steißbein im Gegenzug nach unten dehnen. Rotieren Sie, wie eben beschrieben, mit den Vorderseiten der Oberarme nach außen. Können Sie wahrnehmen, wie Sie dadurch augenblicklich die Schulterstellung korrigieren und der Brustkorb sich »wie von selbst« weitet? Können Sie spüren, wie sich auch Ihre Atemtiefe verändert?

Machen Sie nun einen Rundrücken. Lassen Sie dabei die Schultern nach vorne kippen. Augenblicklich rotieren nun die Vorderseiten der Oberarme wieder nach innen. Spüren Sie die Auswirkung auf Ihren Atem? Können Sie wahrnehmen, wie sich augenblicklich die Tiefe Ihres Atems vermindert?

DIE KORREKTE ARMHALTUNG BEI DER BILDSCHIRMARBEIT

Besonders wirkungsvoll sind die Gesetze der Gegenrotation bei der Bildschirmarbeit. Liegen die Hände lange Zeit auf der Tastatur auf und befinden sich die Arme dabei nicht in der Gegenrotation (also die Vorderseite der Oberarme nach Außen rotierend), resultieren daraus häufig schmerzhafte Nacken-, Schulter-, Ellbogen- und Handprobleme.

Mit der Fehlhaltung der Arme wird in solchen Fällen nicht nur die Rückenaufspannung erschwert. Es kommt auch schnell zu Ermüdungserscheinungen.

HÄNDE

Dank der Erkenntnisse aus der Hirnforschung wissen wir heute, dass kein anderer Teil unseres Bewegungsapparates so intensiv mit dem Gehirn in Verbindung steht wie die Hand. Rund ein Drittel des Bewegungszentrums im Gehirn ist intensiv mit den Händen vernetzt.

Indem wir »zupacken«, »eingreifen« und »handeln«, können wir mit unseren vom Gehirn gesteuerten Händen die Welt nach unseren Ideen gestalten. Doch es geht auch andersherum. Denn die Haltung und die Bewegungsmuster unserer Hände wirken sich auch auf unser Gehirn und damit auf unsere Gedanken, unsere mentale Stärke und auf die Qualität unserer Gefühle aus.

Sigmund Freud, einer der bekanntesten Pioniere der Psychotherapie, bemerkte bereits vor über 120 Jahren, dass die Haltung der Hände mehr über den seelischen Zustand eines Menschen aussagen könne als seine bewusste Wortwahl. Und weitere 200 Jahre früher sah einer unserer bis heute bekanntesten Philosophen, Immanuel Kant, in den Händen »den sichtbaren Teil des Gehirns«.

Im fernen Osten ist diese Sicht auf die Hände sogar noch älter und zum Teil seit mehr als tausend Jahren untrennbar in die dortige traditionelle Lebensweisheit und Heilkunde eingebunden. Nur eines von zahlreichen Beispielen für diesen Zusammenhang von Hand und geistiger Verfassung findet sich im Yoga, wo spezielle Stellungen und Bewegungen der Hände, die sogenannten Mudras, gelehrt werden, um günstige Effekte auf den Körper und den Geist zu erzielen. Manche dieser Fingerübungen werden eingesetzt, um die Konzentrationsfähigkeit zu fördern, andere um innerlich in die Ruhe zu finden und zu entspannen oder um die Selbstsicherheit zu verbessern.

DURCH HANDSTRETCHING
IN DIE ENTSPANNUNG

Das allseits bekannte Stretching, bei dem viele sportlich Aktive ihre Beine, den Rumpf und die Arme aufdehnen, lässt sich auch an den Händen und den Fingern anwenden. Ein solches behutsames und dennoch intensives Aufdehnen der Handflächen und der Finger beschreiben viele Menschen als einen sehr entspannenden Vorgang. Forscher vermuten, dass aufgrund der intensiven Verbindung mit dem Gehirn die in den Händen und den Unterarmen hervorgerufene Dehnung zu einer Entspannung führt, die über das sogenannte Bodyfeedback auch im Gehirn eine entspannende Wirkung hervorruft.

Als mir mein damaliger Karatemeister davon erzählte, dass man sich selbst umgehend in einen Zustand der geistigen Entspannung und Beruhigung versetzen könne, indem man ein intensives Finger-Stretching vornehme, schenkte ich dieser Behauptung keinen Glauben. Insgeheim machte ich mich sogar ein bisschen lustig darüber. Ich war damals gerade 19 Jahre alt und stand solchen Zusammenhängen noch nicht allzu aufgeschlossen gegenüber. Als ich mich dann gut ein Jahr später eines Nachts in meinem Bett wälzte und vor lauter Aufregung vor einem Wettkampf am nächsten Tag nicht einschlafen konnte, erinnerte ich mich daran und probierte ich es – in Ermangelung von Alternativen – dann doch aus. Ich lag da, nahm die linke Hand in meine rechte und begann behutsam, aber zunehmend intensiver damit, mir die Handflächen und die Finger aufzudehnen. Die Mittelhand und die Finger dehnte ich dabei mit der Handrücken-Seite in Richtung Unterarm. Beginnend beim kleinen Finger bis zum Daumen. Jeden Finger zehn Atemzüge lang. Dann Handwechsel. Es brauchte gerade einmal wenige Sekunden, bis ich – immer noch erst meinen kleinen Finger aufdehnend – mit dem Gähnen begann und mit jedem weiteren Finger immer tiefer in eine wohlig-angenehme Bettschwere hineinfand. Es folgte eine tiefe, angenehme Nachtruhe, bei der ich wie ein Stein schlief. Ich war verblüfft und es fiel mir noch immer schwer, zu glauben, dass ein simples Stretching meiner Hände eine derart starke Wirkung bei mir hervorgerufen hatte. Ich musste es gleich am nächsten Abend erneut probieren und wiederum stellte sich bei mir binnen weniger Augenblicke tiefe Entspannung und eine angenehme Schwere ein.

Jeder Mensch hat für das Hand- und Finger-Stretching eine andere Empfänglichkeit. Manche Menschen sind von ihrem Nervensystem her für solche Impulse hoch empfänglich und spüren die Wirksamkeit direkt. Bei anderen braucht es ein wenig Vorlauf und Übung. Ich kenne mittlerweile zahlreiche Menschen, die diesen ganz speziellen und zugleich doch grundeinfachen Impuls nicht mehr missen wollen, um Ihr Nervensystem zu harmonisieren und in die Ruhe zu finden. Sind Sie neugierig geworden? Dann kann ich Sie nur dazu ermutigen, Ihre eigenen Erfahrungen damit zu machen.

DIE NATÜRLICHE GRUNDHALTUNG DER HÄNDE

Die Evolution brachte uns den aufrechten Gang. Und weil die Arme nun nicht mehr allein der Fortbewegung dienen mussten, konnten sich die Hände fortan zum Zweck des präzisen Zu- und Eingreifens, Hand-Anlegens und Handelns entwickeln. Erst so wurde es unserer Spezies möglich, immer effektvollere Werkzeuge zu entwickeln, die uns nach und nach eine stärkere Wirksamkeit in unserem Handeln möglich machten. Mit der Zeit wurde der Mensch immer geschickter, bis zu einem Punkt, ab dem praktisch nichts mehr vor seinem Zugriff sicher war. Über diese auf der Erde einzigartige Begabung zum Zupacken verfügen wir nur, weil der Daumen in der Lage ist, sich allen anderen Fingerspitzen entgegenzustellen und auf diese Weise Druck aufzubauen.

Wie auch der Fuß ist die Hand sehr komplex aufgebaut. Um dieses Entgegenstellen der Finger möglich zu machen, sind die insgesamt 27 Knochen, 36 Gelenke, 39 Muskeln und die zugehörigen Sehnen und Bänder der Hand so miteinander koordiniert, dass sie ein beweglich-variables Längs- und Quergewölbe bilden. Geht dieses Gewölbe dauerhaft verloren, kann das zu zahlreichen Problemen führen.

Anders als bei den Füßen ist das Gewölbe der Hand natürlich nicht direkt an der korrekten Ausrichtung des Unter- und Oberkörpers beteiligt. Dennoch sollten wir seinen Einfluss auf unsere Gesundheit, unser Wohlbefinden und unsere geistige Verfassung keineswegs unterschätzen.

Auch, wenn in dieser Frage bislang nur wenige Ergebnisse aus der wissenschaftlichen Forschung vorliegen, kann ich nach über 30-jähriger praktischer Erfahrung als Karateka, aus ebenso vielen Jahren Berufspraxis und Weiterbildung, andauerndem Austausch mit Klienten und Seminarteilnehmerinnen und stetigem Kontakt mit therapeutischen Kollegen klar berichten:

So wie eine korrekte Haltung von Schultern und Armen die gesunde Haltung der Hände beeinflusst, so begünstigt die korrekte Grundausrichtung der Hände auch die Ausrichtung der Arme und der Schultern. Und: Wenn ein Mensch für die harmonisch-entspannte Grundhaltung seiner Hände sorgt, kann dies beträchtliche günstige Auswirkungen haben und uns dabei helfen, kreativ, feinfühlig, reaktionsbereit und auch in schwierigen Situationen besonnen, ruhig und souverän zu bleiben. Ballen wir eine feste Faust, führt das häufig auch im Geiste zu mehr Durchschlagskraft. Der innere Weitblick und die geistige Flexibilität erfahren hingegen Einschränkungen. Spannen Sie die Finger krallenartig an und merken Sie, wie Sie augenblicklich auch innerlich stärker zum Festkrallen und zu abnehmender Flexibilität tendieren. Strecken Sie die Ellbogen durch, machen Sie die Handteller flach und strecken Sie die Finger steif nach vorne und beobachten Sie auch hier, wie sich die Rigidität auch in Ihrer inneren Welt ausbreitet. Die Handhaltung beeinflusst die innere Haltung.

In unserer Welt sind verkrampfte Hände und Finger, geballte Fäuste, aneinandergepresste Finger oder auf rigide Weise flach gedrückte Handflächen, überstreckte Finger und abgeknickte Handgelenke weit verbreitet. Solche Fehlhaltungen haben nicht nur negative Konsequenzen für die Gesundheit der Hände und der Unterarme, sondern können oft auch ganz unmerklich unsere Gefühlswelt und das Wohlbefinden negativ beeinflussen. Das Risiko, die eigene aufgeschlossene, zuversichtliche und konstruktive innere Haltung zu verlieren, nimmt dadurch zu. Die gute Nachricht lautet jedoch: Es ist nie zu spät, um unsere Situation wieder zu verbessern. Lernen Sie in den nun folgenden Schritten die Merkmale einer korrekt ausgerichteten Hand Schritt für Schritt kennen.

ÜBUNG: DIE HÄNDE AUSRICHTEN

Schritt 1: Die Hände bewusst wahrnehmen

Massieren Sie Ihre rechte Hand mit Ihrer linken. Betasten Sie sie, mal mit geöffneten und mal mit geschlossenen Augen. Bewegen Sie die Hände anschließend frei, ergreifen Sie mit der rechten die linke und nehmen Sie ausgiebig wahr, wie es sich anfühlt, mit ihr zu greifen, und welche Kraft Sie mit ihr aufbauen können. Nehmen Sie sich dafür ruhig ein bis zwei Minuten Zeit, und erforschen Sie Ihre Hand so genau wie möglich. So verfeinern Sie Ihr Körperbewusstsein in dieser Region. Dann schütteln Sie die rechte Hand entspannend aus und legen Sie sie mit der Handfläche nach unten auf einer ebenen Unterlage, zum Beispiel auf einem Tisch ab. Die Handfläche befindet sich dazu in einer harmonischen Balance zwischen extremer Rundung des Längs- und Quergewölbes und flach gedrückter Handfläche.

Schritt 2: Die Längsachse der Hand überprüfen

Der Mittelfinger setzt von oben betrachtet die Längsachse des Unterarms fort. Entsprechend ist das Handgelenk gerade und nicht abgeknickt ausgerichtet. Wichtige Gegenkontrolle: Viele Menschen berichten von einer unmittelbaren Abnahme ihrer Selbstsicherheit und ihrer inneren Souveränität, wenn sie das Handgelenk abknicken. Auch die Außenwirkung verändert sich: Oft führen abgeknickte Handgelenke dazu, dass die betreffende Person von anderen Menschen als weniger glaubwürdig, souverän und kompetent wahrgenommen wird.

Schritt 3: Die korrekte Ausrichtung des Quergewölbes überprüfen

Die Handknöchel bilden vom kleinen Finger bis zum Daumen einen harmonischen Bogen. Wichtige Gegenkontrolle: Sie befinden sich nicht exakt auf einer geraden Achse. Der Handknöchel Ihres Mittelfingers bildet dabei den höchsten Punkt. Dieser harmonische Bogen zwischen Daumen und Kleinfinger bringt die Hand in eine stabile und dennoch bewegliche Grundhaltung. Wenn er einbricht, werden Kräfte in der Hand und im Unterarm fehlgeleitet und Gelenke fehlbelastet. Es drohen Verschleiß und Abnutzung und es kommt häufig zu Arthrose in der Daumenwurzel, Krallenfingern und zur Verengung des Karpaltunnels.

Um das Zustandekommen und Aufrechterhalten des Quergewölbes zu stabilisieren, ist es sehr hilfreich, das Bewusstsein der Opposition von Daumen und kleinem Finger zu verbessern. Nehmen Sie dazu die zu Beginn dieses Schritts

beschriebene Haltung mit harmonischem Bogen aller Handknöchel ein. Nun führen Sie Daumen und kleinen Finger
zueinander und pressen beide mit leichtem Druck gegenein-
ander. Erhöhen Sie nun langsam und besonnen den Druck,
bevor Sie ihn wieder vermindern, um schließlich den Finger-
kontakt wieder aufzulösen und in die ursprüngliche harmonische Bogenhaltung der Fingerknöchel zurückfinden.

Schritt 4: Die korrekte Ausrichtung des Längsgewölbes
überprüfen

Von der Seite betrachtet, ist das Handgelenk weder nach
oben noch nach unten eingeknickt, sondern verläuft gerade
in einer Linie mit dem Unterarm.
Die Gelenke der Finger und des Daumens sind leicht angewinkelt. Sie sind weder zu stark angewinkelt (wie wenn wir
mit der ganzen Hand einen Bleistift umgreifen), noch sind
sie zu gerade ausgestreckt.

Schritt 5: Die korrekte Ausrichtung des Daumens

Der Daumen bildet zusammen mit dem Zeigefinger einen
U- förmigen Bogen. Wichtige Gegenkontrolle: Der Daumen
liegt weder am Zeigefinger an, noch bildet er zusammen mit
ihm einen V-förmigen Winkel. Das Grundgelenk und das
Endgelenk des Daumens haben in etwa den gleichen Beu-
gungswinkel und bilden auf diese Weise einen harmonischen
Längsbogen.

Schritt 6: Die korrekte Ausrichtung von Klein- bis
Zeigefinger

Der kleine Finger setzt von oben betrachtet die Achse der
äußeren Handkante fort.
    Klein- bis Zeigefinger sind entspannt und von der Seite
betrachtet in einem harmonischen Längsbogen nach vorne
ausgerichtet.

Selbstverständlich kann kein Mensch den ganzen Tag über sein Handgewölbe, wie in der Übung beschrieben, auf korrekte Weise aufrechterhalten. Das wäre ein gestörtes Verhalten. Schließlich brauchen wir unsere Hände für die verschiedensten Tätigkeiten, müssen (manchmal fest) zupacken, halten oder machen die Hand zuweilen auch einmal flach. Verschiedene Lebenslagen erfordern unterschiedliche Handlungen.

Dennoch: Wie bei der übrigen korrekten Haltung des Körpers auch, können wir uns angewöhnen, zwischen all unserer Geschäftigkeit achtsam für die Haltung unserer Hände zu sein und diese immer wieder in die für sie von der Natur vorgesehene Basishaltung zurückfinden zu lassen.

KOPF

Der Kopf eines erwachsenen Menschen wiegt etwa zwischen fünf und sieben Kilogramm. Durch die Dreh- und Kippbewegungen, die wir mit dem Kopf vornehmen, kann es je nach Beschleunigung zu einem Vielfachen des eigentlichen Kopfgewichts kommen, das auf die Halsregion einwirkt. Deshalb befinden sich in dem Bereich, wo der Kopf in den Nacken übergeht, besonders viele Muskeln, die obendrein überaus komplex aufeinander abgestimmt zusammenarbeiten. Wenn die Haltung stimmt und wir die Muskeln zwischen Kopf und Nacken gut ausrichten, können wir mit Leichtigkeit geraden und aufrechten Hauptes würdevoll – und zugleich ohne die Nase zu hoch zu tragen – leben, so wie es von der Natur vorgesehen ist. Stimmt hingegen die Ausrichtung des Kopfes nicht, so wird uns all dies schwerer fallen.

Durch die korrekt ausgerichtete Kopfhaltung mit langem, offenem Nacken erhalten die besonders feingliedrigen Gelenke der Halswirbelsäule genügend Raum und werden bestmöglich entlastet. Auch die Augenmuskeln können im Gleichgewicht arbeiten, das Gleichgewichtsorgan ist ausbalanciert. Und weil in dieser Haltung sogar die Luftröhre bestmöglich gestreckt und begradigt wird, kann auch der Atem noch freier fließen und die Stimme einen noch harmonischeren Klang entfalten.

Wenn der Rücken vital aufgespannt ist, fällt es auch ihm leichter, den Kopf mühelos, selbstverständlich und voller Würde zu tragen.

ÜBUNG: DEN KOPF AUSRICHTEN

Schritt 1: Die Wirbelsäule vital aufspannen

Hierzu den Kronenpunkt nach oben und gleichzeitig Scham- und Steißbein nach unten dehnen. Die aufgespannte Wirbelsäule schafft Platz zwischen den einzelnen Wirbelkörpern. Die aktivierten (autochthonen) Muskeln erlauben dynamische und kontrollierte Bewegungen. Aufmerksamkeit und Konzentrationsvermögen werden aktiviert. Eine von Zuversicht, Konstruktivität und Besonnenheit geprägte Stimmungslage setzt sich durch.

Stellen Sie sich vor, ein goldener Faden würde Sie am Kronenpunkt sanft nach oben ziehen, sodass sich Ihre Haltung völlig gerade ausrichtet.

Der Nacken ist lang und offen. Das Kinn ist leicht gesenkt. Der Kopf ist weder gebeugt noch das Kinn zu hoch nach oben gerichtet.

Von der Seite betrachtet, befinden sich die Ohren lotrecht über den korrekt ausgerichteten Schultern.

In der Grundausrichtung geht der Blick geradeaus und der Kopf ist gerade nach vorn ausgerichtet.

Schritt 2: Den Mund und das Gesicht entspannen

Achten Sie darauf, dass Sie möglichst den Mund nicht ganz schließen, damit die vielen fein vernetzten und dennoch enorm starken Muskeln im Gesichtsbereich gut entspannen können. Erinnern Sie sich: Nicht nur Ihre Stimmung beeinflusst Ihre Mimik – auch Ihre Mimik beeinflusst Ihre Stimmung (s. S. 14).

Schritt 3: Die Ohren nach hinten ziehen

Wenn möglich, können Sie die Ohren nach hinten oben ziehen, auf diese Weise sorgen Sie gleichzeitig noch für eine anregende und straffende Aktivierung der Gesichtsmuskeln.

KOMPAKT ZUSAMMENGEFASST: CHECKLISTE FÜR DIE KORREKT AUSGERICHTETE UND VITAL AUFGESPANNTE KÖRPERHALTUNG

Füße

- Nehmen Sie einen lockeren, entspannten Stand ein.

- Die Füße stehen hüftbreit auseinander.

- Die Innenränder der Füße stehen parallel zueinander.

- Die Füße liegen hauptsächlich mit dem Ballen hinter dem Großzehen und mit der Ferse auf dem Boden auf.

- Die Außenseiten der Füße liegen nur leicht (ohne größeren Druck) auf.

- Die vitale Aufspannung des Fußes:
  - Der Vorderfuß rotiert im Stehen in der Längsachse nach innen-unten.
  - Der Fersenbereich rotiert in der Längsachse entgegengesetzt nach außen und oben.
- Überprüfung:
  - Das Quer- und das Längsgewölbe des Fußes sind sichtbar.
  - Das Fersenbein steht von hinten betrachtet vollkommen gerade und senkrecht.
  - Die Achilles-Sehnen stehen ebenfalls gerade und senkrecht.

Beine

- Die Kniescheiben schauen gerade nach vorn in die gleiche Richtung wie die Füße.

- Die Knie sind nicht voll nach hinten durchgedrückt (rigide Haltung vermeiden).

- Das vitale Aufspannen der Beine:
  - Oberschenkel drehen, ausgelöst durch Sitzbeinhöcker-Zusammenzug, sanft und leicht nach außen.
  - Unterschenkel drehen sanft und leicht nach innen.

Becken

- Das Becken aufrichten:
  - Sitzbeinhöcker leicht zur Mitte in Richtung des Dammes zusammenziehen und dadurch die Beckenbodenmuskeln aktivieren.
  - Zusätzlich die Beckenbodenmuskeln nach hinten in Richtung Kreuzbein und nach oben ziehen.
  - Die Sitzbeinhöcker bleiben dabei senkreckt nach unten gerichtet.
  - Der aktivierte Beckenboden trägt den gesamten Oberkörper stabil und sicher.

- Beckenboden, Bauch und Rücken aufeinander abstimmen:
  - Den Bauchnabel in Richtung Brustbein ziehen.
  - Gleichzeitig das Schambein ganz leicht nach unten in Richtung Füße ziehen. Diese Zug-Gegenzug-Bewegung aktiviert die gesamte Muskulatur an der Bauchseite. Gleichzeitig wird so die Vernetzung mit den seitlichen Bauchmuskeln und den Rückenmuskeln erreicht.

- Mit dem Becken die Beinachsen und die Füße vital aufspannen:
  - Die Sitzbeinhöcker zusammenziehen, dadurch die untere Beckenöffnung etwas enger werden lassen.
  - Dies bewirkt eine wichtige Aktivierung der Hüft-

muskeln, die wiederum zu einem Impuls in den Beinmuskeln führt und die gesamten Muskeln der Oberschenkel in eine leichte Außenrotation bringt.

– Zugleich wird durch die hüftbreite, parallele Fußhaltung die Muskulatur des Unterschenkels nach innen gedreht, was wiederum die Zug- und Gegenzug-Rotation der Füße unterstützt (siehe Kapitel »Füße« und »Beine«).

Wirbelsäule

- Die Wirbelsäule vital aufspannen:
  – Den Kronenpunkt nach oben dehnen.
  – Das Schambein und das Steißbein im Gegenzug nach unten dehnen, um Becken und Brustkorb ideal übereinanderzubringen und die Wirbelsäule aufzuspannen.
  – Beide Schultern nach außen-unten entspannen, sie frei nach außen fallen lassen.
  – Die Wirbelsäule dabei so aufrecht sein lassen, dass ein Lot gerade senkrecht und mühelos durch sie hindurchfinden könnte.
- Wirbelsäule und Becken aufeinander abstimmen:
  – Die vital aufgespannte Haltung in der Wirbelsäule beibehalten.
  – Nun auch die vitale Aufspannung in Füßen und Beinen herstellen.
  – Die Sitzbeinhöcker zusammenziehen und das Becken korrekt ausrichten.
  – In dieser aufgespannten Haltung die Verbindung der Wirbelsäule mit dem korrekt ausgerichteten Becken und der stabilen Bein-Fuß-Achse wahrnehmen.

- Wahrnehmen, wie die Aufspannung der Wirbelsäule auch die Ausrichtung von Becken, Beinen und Füßen unterstützt.
- Wahrnehmen, wie die einwandfreie Aufrichtung des Beckens durch die gesamte vitale Aufspannung der Wirbelsäule deutlich erleichtert wird.
- Wahrnehmen, wie die korrekte Ausrichtung und vitale Aufspannung der Füße und der Beine vom korrekt ausgerichteten Becken und der vital aufgespannten Wirbelsäule unterstützt werden.

Schultern, Arme und Hände

- Die Schultern und die Arme ausrichten:
  - Das Brustbein gedanklich von seinem oberen Ende aus auseinanderdehnen. Schultern nach außen und unten loslassen.
  - Die Ellbogen nach unten ziehen und gleichzeitig den Kopf mit dem Kronenpunkt nach oben dehnen.
  - Mit der Vorderseite der Oberarme leicht nach außen rotieren, ohne die Arme anzuheben.
  - Falls es Ihnen gelingt, können Sie die Unterarme zusätzlich leicht nach innen drehen, während Sie die nach außen rotierte Position der Oberarmachse beibehalten (Gegenrotation von Unter- und Oberarmen).
- Die Hände ausrichten:
  - Die Handgelenke sind gerade. Die Hände sind entspannt.
  - Der Mittelfinger setzt die Längsachse des Unterarms fort, während der kleine Finger die Achse der äußeren Handkante fortsetzt.

- Die Handknöchel bilden gemeinsam einen harmonischen Bogen.
- Sämtliche Fingergrundgelenke sind leicht angewinkelt. Die Finger sind entspannt und von der Seite betrachtet in einem harmonischen Längsbogen nach vorn ausgerichtet. Der Daumen formt zusammen mit dem Zeigefinger einen U-förmigen Bogen.
- Diese Grundhaltung ermöglicht es Ihrer Hand, mühelos in alle möglichen Handhaltungen zu gelangen. Sämtliche Anteile der Hand erhalten ihre bestmögliche Bewegungs- und Handlungsfreiheit.

Kopf

- Den Kopf ausrichten:
  - Sobald die Wirbelsäule von der Basis bis hinauf zum Kronenpunkt vital aufgespannt ist, kann sie ganz natürlich, in Leichtigkeit und vollkommen mühelos den Kopf tragen.
  - Dehnen Sie hierzu den Kronenpunkt nach oben und zugleich das Schambein und das Steißbein nach unten. Stellen Sie sich dazu vor, ein goldener Faden würde Sie am Kronenpunkt sanft nach oben ziehen, sodass sich Ihre Haltung völlig gerade ausrichtet. Der Kopf »schwebt« schwerelos auf dem obersten Halswirbel.
  - Der Nacken ist lang und offen. Das Kinn ist ganz leicht in Richtung Brust gesenkt. Der Kopf ist weder nach vorn gebeugt, noch ist das Kinn zu hoch nach oben gerichtet.
  - In der Grundausrichtung geht der Blick geradeaus. Der Kopf ist dabei gerade nach vorn ausgerichtet. Der Mund ist leicht geöffnet.

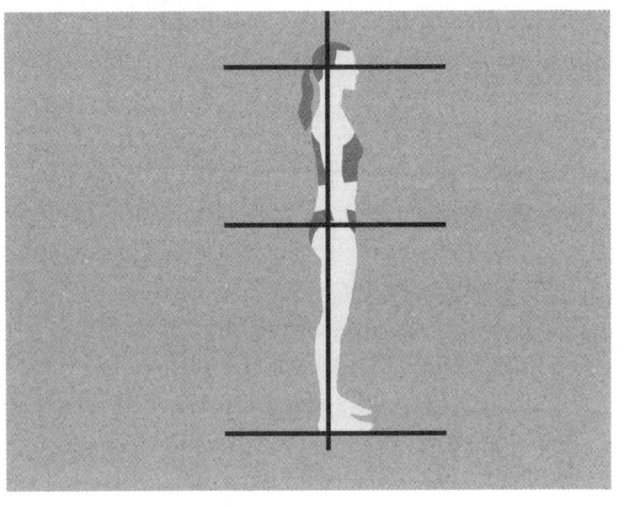

Skizze 4: Korrekt ausgerichteter Stand mit vitaler Aufspannung vom Steißbein bis zum Kronenpunkt (Seitenansicht)

Das Lot geht durch Fußgewölbe, Knie, Hüfte, Schulter und Kronenpunkt.

Becken und Kopf sind korrekt aus- und aufgerichtet.

Der untere Rücken ist lang gestreckt.

Der Nacken ist lang und offen.

Der Stand setzt sich aus allen besprochenen Idealhaltungen zusammen.

Der gesamte Körper ist stabil und bleibt zugleich flexibel und beweglich.

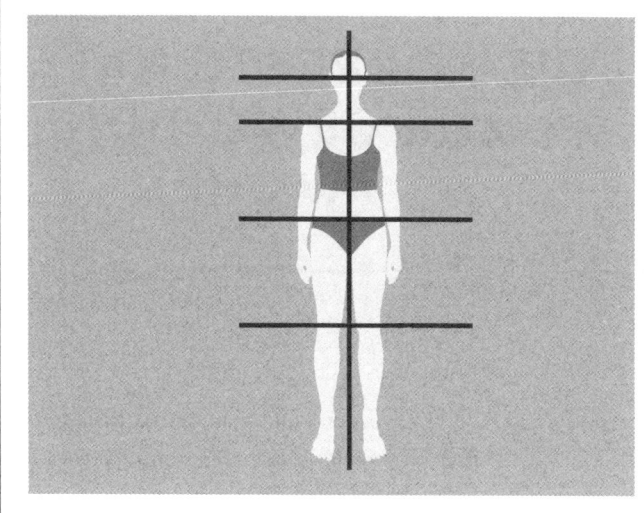

**Skizze 5: Korrekt ausgerichteter Stand mit
vitaler Aufspannung vom Steißbein bis zum
Kronenpunkt (Frontalansicht)**
Das Lot geht von oben nach unten
durch die Körpermitte.
Der Stand setzt sich aus allen besprochenen
Idealhaltungen zusammen.

ÜBUNGSSTUFE 2:
DIE KORREKTE HALTUNG
ZUR GEWOHNHEIT
MACHEN

Während Sie in der ersten Übungsstufe anhand der Basis-Übungen die Prinzipien der korrekten Ausrichtung eingeübt haben, geht es nun in der zweiten Übungsstufe darum, dass Sie die neue, vorteilhafte Körperhaltung auf Dauer festigen und sie sich zu einer guten Gewohnheit werden lassen.

Schritt für Schritt sorgen Sie so dafür, dass die korrekte Ausrichtung und die vitale Aufspannung des Körpers in Ihr Muskelgedächtnis übergehen, dass sie Ihnen von Mal zu Mal immer leichter fallen, um sie dann schließlich ganz selbstverständlich einzunehmen, ohne darüber nachdenken zu müssen.

Allzu oft passiert es, dass ein Mensch zwar kurzfristig die neue, korrekte Körperhaltung einnimmt, dann jedoch in den nächsten Stunden und Tagen wieder in seine alten, gewohnten Verhaltensweisen zurückzufällt.

Zwar gibt es einige, wenige Menschen, die sich mit eiserner Disziplin ständig wieder aufs Neue korrekt ausrichten und vital aufspannen, bis ihnen die neue Körperhaltung bis in alle Tage zu einer echten, guten Gewohnheit geworden ist. Aber Hand aufs Herz: Den allermeisten Menschen gelingt diese radikale Selbstdisziplinierung nicht.

Die gute Nachricht an dieser Stelle lautet jedoch: Es gibt eine wesentlich leichtere, einfachere und zugleich für die allermeisten Menschen weit wirksamere Methode, um zu einer guten Körperhaltung zu finden. Dazu hat die Forschung in den vergangenen Jahrzehnten verblüffende Erkenntnisse hervorgebracht.

POSITIVE GEFÜHLE ERLEICHTERN DAS LERNEN

Führende Psychologen, die im Rahmen der sogenannten Embodiment-Forschung den Zusammenhang von Körperwahrnehmung, Gewohnheiten und Lernvermögen erforschen, konnten herausfinden, dass wir unsere neu erworbene Körperhaltung ein Leben lang wie selbstverständlich beibehalten können, wenn wir sie gezielt und achtsam wahrnehmen, in innere Bilder und Vorstellungen übersetzen und sie im alles entscheidenden Schritt mit angenehmen und schönen Gefühlen verbinden.

> Je besser es Ihnen gelingt, die angenehme und wohltuende Wirkung Ihrer korrekten Körperausrichtung wahrzunehmen, desto leichter und schneller können Sie die neue Haltung zu einer lebenslangen, guten Gewohnheit machen.

Wenn hingegen die neue Ausrichtung keine angenehmen, konstruktiven und positiven Gefühle auslöst, wird sich die neue Körperordnung bei den allermeisten Menschen schon bald wieder in Luft auflösen und den alten, ungünstigen Gewohnheiten in Sachen Körperhaltung Platz machen.

Fokussieren Sie sich bewusst auf die positiven Effekte, die Ihnen die korrekte Körperausrichtung bringt

Wenn Sie Ihre neue Körperhaltung nicht nur kurzfristig annehmen, sondern wirklich langfristig zu einer guten Gewohnheit machen wollen, ist die nun folgende Übung besonders wirksam: Achten Sie, während Sie den Körper korrekt ausrichten, auf eine weitere Sache. Nehmen Sie wahr, wie gut sich die naturgemäße Ausrichtung Ihrer Knochen und Gelenke anfühlt.

Wenn es Ihnen gelingt, bewusst wahrzunehmen, wie Sie sich durch die korrekte Haltung besser fühlen, werden Sie auch in der Lage sein, sich diese Haltung zu Ihrer guten Gewohnheit zu machen. Das Erfolgsgeheimnis liegt darin, die positiven Effekte der korrekten Körperhaltung in den Fokus zu nehmen.

Achten Sie also nicht nur darauf, die korrekte Haltung einzunehmen, sondern auch auf das gute Gefühl, das sich dadurch bei Ihnen einstellt. Auf diese Weise verändert sich Ihre innere Haltung sich selbst und der Welt gegenüber und es wird Ihnen zunehmend leichter fallen, in eine liebevolle, konstruktive und zuversichtliche Stimmung zu kommen und auch dementsprechend zu handeln.

Beide Tatsachen – sowohl die bessere Ausrichtung Ihres Körpers als auch die veränderte mentale Einstellung – wirken sich auf Ihre Ausstrahlung aus. So ist es gut möglich, dass Sie durch die korrekte Ausrichtung und die vitale Aufspannung schnell vermehrt positive Aufmerksamkeit erfahren. Es könnte durchaus passieren, dass Sie Komplimente über Ihre äußere Erscheinung erhalten, dass Sie gefragt werden, ob Sie frisch aus dem Urlaub kommen (so erholt, wie Sie aussehen) oder man sich bei Ihnen erkundigt, ob Sie eine Schönheits-OP haben vornehmen lassen oder ob Sie gerade frisch verliebt sind. Das dahinterstehende Naturgesetz lautet: Je besser die Ausrichtung und vitale Aufspannung, desto attraktiver und lebenskräftiger wirkt ein Mensch auf seine Mitmenschen.

> Die machtvolle Erfahrung, dass Sie durch Ihre Körperhaltung eigenständig Ihre Gefühlswelt verbessern können, wird Sie weit stärker dazu motivieren, die gute Haltung immer wieder herzustellen, als allein das rein theoretische Wissen um deren gesundheitlichen Wert.

Geradezu wie von selbst führt Sie das regelmäßige Üben der vitalen Aufspannung und das gleichzeitige aufmerksame In-sich-Hineinspüren in eine neue Gewohnheit. Eine Gewohnheit, die Sie ganz besonders zu schätzen lernen werden, weil Sie durch sie mehr Lebensfreude, Attraktivität, Agilität, Gesundheit und Wohlbefinden verspüren und auf diese Vorzüge schließlich nicht mehr verzichten möchten.

Ihr Schlüssel zum Erfolg: Haltungswissen mit Ihrem verbesserten Wohlbefinden kombinieren

Wenn allein theoretisches Wissen die Körperhaltung der Menschen wirksam und anhaltend beeinflussen würde, dann müssten Ärztinnen, Physiotherapeuten, Krankenschwestern, Ergo- und Körpertherapeuten sowie Sporttrainerinnen und alle anderen Heilkundigen durchweg vorbildliche Haltungs- und Bewegungsmuster haben. Die Wirklichkeit offenbart uns jedoch sehr oft das erschreckende Gegenteil davon. Um sich diesen Missstand zu verdeutlichen, achten Sie beim nächsten Termin bei Ihrem Arzt, Ihrer Apothekerin oder anderen Heilkundigen einmal darauf, mit welcher Körperhaltung viele von diesen Menschen sich tatsächlich durch ihr Leben bewegen.

Als Anhaltspunkte können Ihnen dabei die Inhalte von Übungsstufe 1 von den Füßen bis zum Kopf dienen: Achten Sie einmal darauf, inwieweit die Gesundheitsprofis die Kriterien einer vitalen Aufspannung tatsächlich selbst verkörpern. Inwieweit gelingt ihnen im Alltag zum Beispiel eine korrekte

Ausrichtung der Füße und Beine? Wie ist es bei ihnen um die Aufspannung der Wirbelsäule vom Kreuz- und Schambein bis hinauf zum Kronenpunkt bestellt? Wie gestaltet sich die natürliche Ausrichtung ihrer Schultern?

Sie werden schnell feststellen, dass leicht korrigierbare Fehlhaltungen mit zum Teil fatalen Auswirkungen für Körper und Psyche bei den Heilberuflern fast ähnlich oft vorkommen wie bei deren Klienten. Dieser Missstand liegt hauptsächlich darin begründet, dass in all diesen Berufen zwar die Wissenskompetenz eine große Rolle spielt, gleichzeitig jedoch der Umgang, den die Gesundheitsprofis mit sich selbst pflegen, in der Ausbildung praktisch noch immer vernachlässigt wird.

Für Ihre Körperhaltung gilt: Sie werden nie so gut sein wie Ihr theoretisches Wissen, sondern immer nur so gut, wie Sie Ihr Wissen in Ihr eigenes Verhalten und in Ihre praktischen Erfahrungen einbeziehen.

VERBINDEN SIE DIE KORREKTE HALTUNG MIT POSITIVEN GEFÜHLEN

Ist es Ihr dringendes Anliegen, sich innerlich besser zu fühlen, ausgeglichener oder belastbarer, und Ihre Denkweise in Richtung von mehr Zuversicht zu verändern? Dann lenken Sie Ihre Wahrnehmung darauf, wie die korrekte Haltung Ihnen dabei hilft. Sollten Sie sich eine dynamische, souveräne und charismatische Ausstrahlung wünschen, dann können Sie überprüfen, inwieweit Ihnen die korrekte Ausrichtung dabei hilft, genau diese Ziele zu erreichen.

Beantworten Sie sich dazu selbst die Fragen, die ich Ihnen in den folgenden Übungen für die jeweiligen Körperregionen zusammengestellt habe. Zusätzlich biete ich Ihnen für jeden Körperbereich eine Anregung, die Ihnen dabei hilft, Ihre korrekte Körperhaltung mit einem positiven Gefühl oder einer schönen bildlichen Vorstellung zu verknüpfen. Ihr Muskelgedächtnis hat so die Gelegenheit, die korrekte Haltung zusammen mit dem hierzu erlebten positiven Gefühl abzulegen.

Wenn Sie sich dann zu einem späteren Zeitpunkt wieder in das betreffende positive Gefühl oder in die positive Vorstellung hineinbegeben, wird Ihr Muskelgedächtnis Sie dabei unterstützen, Ihre Körperhaltung korrekt auszurichten. Und dieser Mechanismus funktioniert auch umgekehrt: Denn indem Sie die korrekte Körperhaltung einnehmen, wird Ihr Muskelgedächtnis Sie dabei unterstützen, in die hierzu abgespeicherte positive Vorstellungswelt zu gelangen.

ÜBUNG 1: DIE STELLUNG DER FÜSSE

Schritt 1: Die Füße korrekt ausrichten

Richten Sie die Füße korrekt aus. Finden Sie in die vitale Aufspannung der Füße (siehe Seite 73).

Schritt 2: Fußausrichtung und positive Gedanken und Gefühle verbinden

- Wie fühlen sich die parallel zueinander ausgerichteten Füße an? Klar auf ein Ziel ausgerichtet? Machen Sie sich diesen Zusammenhang bewusst und prägen Sie ihn sich ein.

- Wenn Sie sich aus dem parallelen Stand heraus in Gang setzen und so umhergehen: Fühlen Sie sich fokussiert? Zielstrebig? Souverän?

- Was meinen Sie: Wie wirken Sie auf andere, wenn Sie so gehen? Wie jemand, der weiß, wohin sie/er will?

- Verlassen Sie nun mit den Füßen die parallele Ausrichtung und nehmen Sie stattdessen eine V-Stellung ein. Die Fersen kommen dabei auf Beckenbreite, während Sie die Fußspitzen so weit nach außen drehen, dass die Füße im 90-Grad-Winkel zueinander stehen. Wie ist es in dieser Position um Ihre Standfestigkeit bestellt? Bemerken Sie die Instabilität, die damit einhergeht?

- Gehen Sie nun auch in dieser Fußstellung umher. Können Sie wahrnehmen, wie die Fuß-, Knie- und Hüftgelenke in dieser Stellung blockiert werden? Wie sich bei gleich bleibendem Energieaufwand die Schrittlänge verringert? Wie fühlt sich dieser Gang an? Weniger souverän als im geradlinigen Modus? Weniger zielstrebig? Wie wirken Sie in dieser Stellung auf sich selbst und auf andere? Können Sie Gemeinsamkeiten erkennen zu Charlie-Chaplin-Filmen, in denen sich dieser tüchtig abmüht, jedoch nur sehr mühsam in seinem Leben vorankommt?

- Richten Sie jetzt die Füße wieder in der hüftbreiten, parallelen Position aus. Spüren Sie einen Unterschied? Wie Fokus und Zielstrebigkeit zurückkommen? Die Souveränität? Wie fühlt sich das an?

- Lassen Sie nun beide Fußstellungen Revue passieren: Spüren Sie den Unterschied? Welche Stellung und welches damit verbundene Lebensgefühl sagt Ihnen mehr zu? Welches passt mehr zu den Vorstellungen, Wünschen und Zielen, die Sie für Ihr Leben haben?

ÜBUNG 2: DIE VITALE AUFSPANNUNG DER FÜSSE

Schritt 1: Die vitale Aufspannung herstellen

Finden Sie mit den Füßen in die vitale Aufspannung (siehe Seite 73).

Schritt 2: Die Füße in der vitalen Aufspannung wahrnehmen

Die Füße liegen hauptsächlich auf dem Großzehengrundgelenk und der Ferse auf dem Boden auf. Das Quergewölbe liegt nur ganz leicht auf. Das Längsgewölbe ist zu den Innenseiten der Füße hin angehoben. Die Außenseiten hingegen liegen entspannt auf dem Boden auf, ohne größeren Druck auf den Boden weiterzugeben.

Auf diese Weise formt sich der Fuß zu einer Brücke aus Knochen und Muskeln.

Schritt 3: Aufspannung und positive Gedanken und Gefühle miteinander verbinden

- Spüren Sie in das vital aufgespannte, durch das Quergewölbe unterstützte Längsgewölbe hinein. Wie fühlt es sich an? Dynamisch, leicht? Wie ein in Leichtigkeit aufgespannter, schwungvoll geformter Flitzebogen? Wie eine schwungvoll verlaufende Bogenbrücke, unter der ein Bach mit klarem, frischem Wasser hindurchfließt?

- Können Sie sich vorstellen, dass eine winzige wundervoll blühende Blume unter Ihrem Längsgewölbe wohnt? Oder lieber ein winzig kleines Kuscheltier? Oder besser ein Minimodell Ihres Lieblingsautos?

- Wechseln Sie nun in den Gegensatz: Geben Sie die vitale Aufspannung in beiden Füßen auf. Lassen Sie Quer- und Längsgewölbe kollabieren. Gehen Sie in eine X-Bein-Position. Nehmen Sie wahr, wie Quer- und Längsgewölbe verschwunden sind und wie weite Teile der Sohle nun nicht mehr den Fuß aufspannen, sondern platt auf dem Boden aufliegen. Wie fühlt sich das an? Können Sie wahrnehmen, wie augenblicklich Ihre gesamte Haltung beeinträchtigt wird? Wie die Spannkraft und die Dynamik im Körper von den Füßen bis hinauf zur Halswirbelsäule abnimmt?

- Lassen Sie beide Versionen nachwirken – die vitale Aufspannung und auch ihre Abwesenheit: Können Sie den Unterschied wahrnehmen? Welche Stellung und welches damit verbundene Lebensgefühl sagt Ihnen mehr zu? Welches passt besser zu den Vorstellungen, Wünschen und Zielen, die Sie für Ihr Leben haben? Welches tut Ihnen besser?

ÜBUNG 3: DIE BEINE

Schritt 1: Die Beine korrekt ausrichten

Stellen Sie sicher, dass Ihre Füße korrekt ausgerichtet und vital aufgespannt sind. Richten Sie die Beinachsen korrekt gerade aus. Finden Sie in die vitale Aufspannung, indem Sie die Sitzbeinhöcker zusammenziehen und die Oberschenkel leicht nach außen rotieren, während die Unterschenkel entgegengesetzt nach innen rotieren (siehe Seite 82 f.).

Schritt 2: Die Beinausrichtung mit positiven Gedanken und Gefühlen verbinden

- Bewahren Sie die Füße und Beine in ausgerichteter, vital aufgespannter Stellung. Sehen Sie sich diesen Bereich im Spiegel an. Fotografieren Sie sich dabei mit dem Handy aus verschiedenen Winkeln im Spiegel oder lassen Sie sich fotografieren: frontal, seitlich, von hinten und von oben. Welchen Eindruck haben Sie dabei von sich? Stattlich? Fest und doch flexibel im Leben stehend? Wie fühlt es sich an, mit Ihren korrekt ausgerichteten und vital aufgespannten Füßen und Beinen da zu stehen? Fühlen sich die verschraubten Beine stabil an? Gerade? Stehen Sie fest und sicher mit beiden Füßen auf dem Boden?

- Wechseln Sie jetzt Ihre Haltung: Machen Sie O-Beine und behalten Sie diese bei. Nehmen Sie wahr, wie Sie sich damit fühlen. Schauen Sie Ihre Füße und Beine auch diesmal im Spiegel an, Fotografieren Sie sich mit dem Handy aus verschiedenen Winkeln im Spiegel: Frontal, seitlich, von hinten. Welchen Eindruck haben Sie nun von sich? Besteht der stattliche Eindruck noch immer? Wie ist es nun um Ihre flexible Standfestigkeit bestellt? Inwieweit gibt Ihnen diese Stellung die Möglichkeit, gerade und aufrecht zu stehen und sich auch so zu fühlen?

- Kehren Sie mit Füßen und Beinen zurück zur ausgerichteten, vital aufgespannten Stellung. Wie geht es Ihnen jetzt? Wieder fester und doch flexibel im Leben stehend? Können Sie den Unterschied zur O-Bein-Fehlstellung wahrnehmen? Den Effekt auf den Körper und auch auf Ihre innere Haltung?

- Nun wechseln Sie abermals Ihre Haltung, diesmal in die X-Bein-Stellung. Wie fühlen Sie sich damit? Wiederholen Sie alle Schritte wie bei der O-Bein-Stellung.

- Kommen Sie anschließend zurück in die Ausgangsstellung: Füße und Beine ausgerichtet und vital aufgespannt. Resümieren Sie: Wie geht es Ihnen jetzt? Wieder fester und doch flexibel im Leben stehend? Können Sie den Unterschied zur O- und X-Bein-Fehlstellung wahrnehmen? Den Effekt auf Ihren Körper und auch auf Ihre innere Haltung? Beschreiben Sie für jede der drei Beinhaltungen mit ein bis zwei Sätzen, wie Sie sich dabei gefühlt haben. Welche der drei ausprobierten Haltungen ist Ihnen am angenehmsten? In welcher der drei Haltungen finden Sie sich am attraktivsten? In welcher am energiegeladensten?

ÜBUNG 4: DAS BECKEN

Schritt 1: Den Beckenbereich korrekt ausrichten

Richten Sie sich zunächst im Beckenbereich korrekt aus. Durch den so entstehenden Zug-Gegenzug-Effekt – die Sitzbeinhöcker zentral und senkrecht nach unten und gleichzeitig den Beckenboden nach hinten in Richtung Kreuzbein – werden diejenigen Muskeln aktiviert, die unmittelbar die untere Wirbelsäule umgeben und die für deren gesunde, aufrechte Aufspannung zuständig sind.

Durch die Vernetzung und Streckung dieser innersten Muskelschichten werden auch alle anderen Rückenmuskeln in eine gesunde, aufrichtende Grundspannung gebracht.

Schritt 2: Wahrnehmung für den Beckenbereich vertiefen

- Können Sie die Stellung des aufgerichteten Beckens erspüren? Können Sie wahrnehmen, wie es von unten nach oben hin weiter wird?

- Nehmen Sie wahr, wie Sie die Schultern loslassen können und vom stabilen Becken sicher getragen werden.

- Wie fühlt es sich an, wenn Sie Ihre Sitzbeinhöcker bewegen?

- Können Sie die Bewegung der Sitzbeinhöcker mit Ihrem Atemrhythmus synchronisieren? Zum Beispiel: Zusammenziehen mit dem Ausatmen und Entspannen mit dem Einatmen. Über dieses Zusammenspiel von Atem und Muskelaktivität können Sie aktiv Ihr Körperbewusstsein in dieser Region trainieren. Können Sie wahrnehmen, wie Sie auf diese Weise die Muskeln von Oberschenkeln, Beckenboden, unterem Rücken und Bauch ganz behutsam miteinander vernetzen?

- Nehmen Sie wahr, wie Sie durch die Übung diesen zentralen Bereich Ihres Körpers immer besser wahrnehmen, spüren, steuern und verstehen lernen. Wie fühlt es sich für Sie an?

Schritt 3: Die Beckenausrichtung mit Ihren positiven Gedanken und Gefühlen verbinden

- Können Sie die Stabilität, die durch die korrekte Ausrichtung im Beckenbereich entsteht, wahrnehmen? Wie diese Ihre Leichtigkeit, Entspanntheit und Souveränität im Oberkörper fördert? In welchen Bereichen Ihres Lebens wünschen Sie sich mehr von einer oder von mehreren dieser Eigenschaften? Beruflich? Privat? In bestimmten Situationen? Im Umgang mit sich selbst oder auch im Umgang mit anderen? Falls ja, dann können Sie nun in Ihrer Vorstellung gezielt den Fokus auf einen dieser Lebensbereiche richten. Stellen Sie sich vor, wie Sie in diesem Bereich Ihres Lebens über das von Ihnen erwünschte Mehr an Souveränität, Stabilität, Entspanntheit und Leichtigkeit verfügen können. Behalten Sie während Ihrer Vorstellung die korrekte Ausrichtung des Beckens bei. Wie fühlt es sich an, diese Eigenschaften zu verkörpern?

- Können Sie die Stellung des aufgerichteten Beckens erspüren? Können Sie wahrnehmen, wie es von unten nach oben hin weiter wird? Wie eine Blume in der Blüte oder ein Baum, der – fest in der Erde verwurzelt – zum Himmel strebt und sich nach oben hin entfaltet? Inwieweit können Sie sich vorstellen, Ihr eigenes Potenzial auf diese Weise weiter zu entfalten? Wie fühlt sich diese Vorstellung in Verbindung mit Ihrer aufgerichteten Beckenposition an?

ÜBUNG 5: BECKEN UND BRUSTKORB AUFEINANDER ABSTIMMEN

Schritt 1: Vom Becken bis in den Kopf in die vitale Aufspannung finden

- Lassen Sie den Kronenpunkt nach oben wachsen.

- Dehnen Sie das Schambein und das Steißbein im Gegenzug nach unten, um das Becken und den Brustkorb ideal übereinanderzubringen und die Wirbelsäule dadurch aufzuspannen.

- Können Sie entlang der Wirbelsäule die »neu entdeckten«, nun aktivierten Muskeln wahrnehmen?

Schritt 2: Den aufgespannten Bereich vom Becken bis zum Kronenpunkt mit positiven Gedanken und Gefühlen verbinden

- Bleiben Sie vom Becken bis hinauf zum Kronenpunkt weiterhin vital aufgespannt. Nehmen Sie wahr, wie Sie sich in der aufgespannten Haltung fühlen. Wie wirken Sie damit auf sich selbst und wie wirken Sie auf die Welt um sich herum? Würdevoll? Anmutig? Stattlich? Attraktiver? Machen Sie sich dieses Gefühl bewusst und prägen Sie es sich ein.

- Fallen Sie für ein paar Sekunden in eine krumme, eingesunkene Haltung hinein und nehmen Sie wahr, ob sich dadurch Ihr Lebensgefühl verändert. Wie ist es um Ihre Anmut, Würde und Attraktivität jetzt bestellt?

- Kommen Sie nun wieder zurück, indem Sie mit den Kronenpunkt wieder nach oben streben und zugleich Scham- und Steißbein wieder nach unten dehnen. Nehmen Sie wahr, wie Ihre Körperhaltung ihr Lebensgefühl verändert. Können Anmut und Würde und Attraktivität sich nun wieder mehr entfalten?

- Wie fühlt sich der Brustkorb an, wenn Sie die Wirbelsäule vital aufgespannt haben? Offen? Weit? Machen die Rippen einen freudigen Eindruck auf Sie oder sind sie eher traurig?

- Nehmen Sie nun den Gegenpol ein: Geben Sie die vitale Aufspannung auf und lassen Sie sich im Rücken zusammensacken. Nehmen Sie auch hier wahr, wie sich der Brustkorb anfühlt. Machen die Rippen nun einen freudigeren Eindruck oder einen eher traurigen?

- Wenn Sie anschließend wieder in die vitale Aufspannung gehen, achten Sie darauf, wie Ihr Zwerchfell an Freiheit gewinnt und wie Ihr Atem dabei tiefer und voller wird. Nehmen Sie wahr, wie Ihr Zwerchfell, die Bauchorgane darunter und auch Herz und Lunge darüber mehr Raum erhalten. Jenen Raum, der ihnen zusteht und der ihnen gestattet, sich voll zu entwickeln und bestmöglich zu funktionieren. Wie wollen Sie sich entwickeln? Können Sie sich vorstellen, wie Sie in dieser Haltung freudiger, sorgsamer, großzügiger und liebevoller mit sich selbst umgehen können? Vielleicht auch mit anderen? Stellen Sie sich für einen Augenblick vor, wie solch ein würdevoller Umgang mit Ihnen selbst und anderen aussehen könnte. Wie fühlt sich das an? Wenn dies ein angenehmer Gedanke ist, so verbinden Sie ihn mit Ihrer aufgespannten Körperhaltung und prägen Sie ihn sich ein.

ÜBUNG 6: DIE WIRBELSÄULE

Schritt 1: Die Wirbelsäule vital aufspannen

- Lassen Sie den Kronenpunkt nach oben wachsen.

- Dehnen Sie das Schambein und das Steißbein im Gegenzug nach unten, um die Wirbelsäule dadurch aufzuspannen.

- Nehmen Sie entlang der Wirbelsäule die »neu entdeckten«, durch das vitale Aufspannen aktivierten Muskeln wahr.

- Indem Sie die vitale Aufspannung einnehmen, fühlen Sie sich wenigstens einen Zentimeter größer.

Schritt 2: Die vital aufgespannte Wirbelsäule mit positiven Gedanken und Gefühlen verbinden

- Wenn Sie die Wirbelsäule aufspannen – welche inneren Bilder tauchen auf? Herrin der Lage? Würdevoller Kapitän des eigenen Lebens? Gewinnerin? Aufrechter Mann? Anmut einer Rose, die aufrecht steht und ihre Blüte in Leichtigkeit trägt? Innere und äußere Stabilität? Souveränität in Leichtigkeit? Finden Sie eines dieser Bilder oder auch ein anderes Bild, das für Sie passt. Geben Sie diesem Bild für einen Augenblick Raum.

- Der Bauch ist dabei aufgespannt und zugleich locker – ist das ein gutes Gefühl?

- Erkennt Ihr Körper diese Haltung als richtig an?

- Können Sie mit Ihrer Körperhaltung und dem damit einhergehenden Gefühl Freudigkeit verbinden? Offenheit? Freiheit? Und wenn ja: Können Sie sich vorstellen, dieses Gefühl dauerhaft bei sich Einzug halten zu lassen?

ÜBUNG 7: DIE SCHULTERN

Schritt 1: Die Schultern und die Arme ausrichten

- Ziehen Sie die Ellbogen nach unten und gleichzeitig den Kopf mit dem Kronenpunkt nach oben. Die Schultern entspannt fallen lassen.

- Halten Sie die Dehnung und rotieren Sie mit den vorderen Muskeln der Oberarme (den Bizepsmuskeln) leicht nach außen, ohne die Arme anzuheben.

- Wenn es Ihnen gelingt, können Sie die Unterarme zusätzlich leicht nach innen drehen, während Sie die Oberarmposition beibehalten (Gegenrotation von Unter- und Oberarmen).

Schritt 2: Die Ausrichtung der Schultern und der Arme mit positiven Gedanken und Gefühlen verbinden

- Können Sie spüren, wie sich mit dem Ausdrehen der Arme unmittelbar auch die Stellung der Schultern und damit auch die Stellung von Rücken und Brustkorb harmonisiert? Wie fühlt sich der Brustkorb in dieser Haltung an? Offen? Weit? Verkörpern Ihre Rippen in dieser Haltung eher Freudigkeit und Freiheit? Oder eher Niedergedrücktheit und Traurigkeit?

- Wie fühlen sich Ihre entspannten Schultern an? Leicht wie ein Schmetterling? Wie ein sanfter Lufthauch, der Sie angenehm umspielt? Finden Sie für sich eine passende Vorstellung und prägen Sie sich diese ein.

- Gehen Sie nun zum Gegenteil über: Machen Sie einen Rundrücken. Lassen Sie sich hängen. Lassen Sie dabei die Schultern nach vorne kippen. Merken Sie, wie dadurch die Vorderseiten der Oberarme direkt wieder nach innen rotieren? Spüren Sie auch die unmittelbare Auswirkung auf Ihren Atem. Können Sie wahrnehmen, wie die Atmung flacher und weniger tief wird? Wie fühlt sich der Brustkorb diesmal an? Immer noch offen? Weit? Verkörpern Ihre Rippen in dieser Haltung eher Freudigkeit und Freiheit? Oder hat sich die Stimmung in Richtung Niedergedrücktheit und Traurigkeit verändert?

- Finden Sie wieder zurück in die vitale Aufspannung. Dehnen Sie die Wirbelsäule auf, den Kronenpunkt nach oben und das Scham- und Steißbein wieder nach unten. Rotieren Sie erneut mit den Vorderseiten der Oberarme nach außen. Können Sie wahrnehmen, wie sich augenblicklich die Schulterstellung korrigiert und sich dadurch der Brustkorb wieder weitet? Können Sie spüren, wie sich dadurch wie von selbst Ihre Atemtiefe verändert? Können Sie auch eine Veränderung Ihrer Stimmung wahrnehmen?

ÜBUNG 8: DIE HÄNDE

Schritt 1: Die Hände ausrichten

- Die Hände liegen entspannt auf einer glatten Oberfläche auf, die Handgelenke sind gerade.

- Von oben betrachtet setzt der Mittelfinger die Längsachse des Unterarms fort, während der kleine Finger die Achse der äußeren Handkante fortsetzt.

- Die Handknöchel bilden einen harmonischen Bogen.

- Sämtliche Fingergrundgelenke sind leicht angewinkelt. Auch die Finger sind entspannt und von der Seite betrachtet in einem harmonischen Längsbogen nach vorn ausgerichtet. Der Daumen formt zusammen mit dem Zeigefinger einen U-förmigen Bogen.

Schritt 2: Die Ausrichtung der Hände mit Ihren Vorstellungen verbinden

- Wie fühlt sich die natürlich ausgerichtete Grundhaltung Ihrer Hände an? Fühlen Sie sich mit ihr bereit, zu handeln? Fähig, die Dinge anzupacken, die Ihnen wichtig sind? In der Lage, Hand anzulegen, Ihr Leben in die Hand zu nehmen? Chancen zu er-greifen und Geschenke anzunehmen? Anerkennung, Wertschätzung und Dinge, die Ihnen zustehen oder die Sie gern hätten, entgegenzunehmen? Überlegen Sie sich: Was würde ich gern empfangen? Stellen Sie sich vor, wie es sich anfühlt, die erwünschten Dinge mit offenen, bereiten Händen aufzunehmen und zu halten?

- Im nächsten Schritt verkrampfen Sie nun Ihre Hände. Knicken Sie die Handgelenke stark ab. Ziehen und rollen Sie alle Finger ein. Wie fühlen Sie sich jetzt: Wie ist es nun um Ihr Gefühl bestellt, ohne Umschweife handlungsfähig zu sein? Wie fähig fühlen Sie sich nun, die Dinge anzupacken, die Ihnen wichtig sind? Ihr Leben in die Hand zu nehmen? Chancen zu er-greifen und Geschenke anzunehmen? Anerkennung Wertschätzung und Dinge, die Ihnen zustehen oder die Sie gern hätten, zu empfangen?

- Kehren Sie nun wieder zurück zur vitalen Grundausrichtung der Hand. Können Sie wahrnehmen, wie Ihre Stimmung sich erneut verändert?

ÜBUNG 9: DER KOPF

Schritt 1: Den Kopf ausrichten

- Dehnen Sie den Kronenpunkt nach oben und zugleich das Schambein und das Steißbein nach unten. Die Wirbelsäule ist dadurch vital aufgespannt und kann mühelos den Kopf tragen.

- Stellen Sie sich vor, ein goldener Faden würde Sie am Kronenpunkt sanft nach oben ziehen, sodass sich Ihre Haltung völlig gerade ausrichtet.

- Der Nacken ist lang und offen. Das Kinn ist leicht gesenkt. Der Kopf ist weder gebeugt, noch ist das Kinn zu hoch nach oben gerichtet.

- Von der Seite betrachtet, befinden sich die Ohren lotrecht über den korrekt ausgerichteten Schultern.

- In der Grundausrichtung geht der Blick geradeaus und der Kopf ist nach vorn ausgerichtet. Der Mund ist leicht geöffnet.

Schritt 2: Die korrekte Kopfhaltung mit positiven Gedanken und Gefühlen verbinden

- Wie fühlt es sich an, wenn Sie mit dem Kopf die korrekte Grundhaltung einnehmen? Können Sie wahrnehmen, wie der entspannt lang und offen hinaufgezogene Nacken der Halswirbelsäule die Last nimmt? Wie der Kopf in Leichtigkeit auf dem Hals schwebt? Vielleicht so, als wäre er eine edle Kugel, die auf einer Wasserfontäne tanzt?

- Inwieweit ermöglicht Ihnen diese Haltung, ein Gefühl von Würde und Ausgeglichenheit, von Selbstbestimmung und Besonnenheit wahrzunehmen? Vielleicht auch ein Gefühl von aufrechter innerer Haltung und entspanntem Überblick? In welchen Bereichen Ihres Lebens könnte Ihnen eine Portion Würde, Ausgeglichenheit, Weitsicht und Besonnenheit guttun? Nehmen Sie in Gedanken einen Lebensbereich Ihrer Wahl und statten Sie sich gedanklich mit den gerade genannten Tugenden aus. Wie wäre das? Spüren Sie zeitgleich, welchen Einfluss dabei Ihre korrekte Kopfhaltung hat. Verbinden Sie die korrekte Haltung Ihres Kopfes mit ihren positiven Vorstellungen und Gefühlen.

- Wechseln Sie nun in die seitliche Beugung des Halses nach links oder nach rechts und nehmen Sie auch diesmal wahr, wie aufrecht und ausgeglichen, wie besonnen, würdevoll und selbstbestimmt Sie sich damit fühlen können.

- Nehmen Sie als Nächstes das Kinn etwa drei Zentimeter nach oben, sodass Sie den Hals leicht nach hinten überstrecken. Können Sie eine Veränderung in Ihrer Stimmung wahrnehmen? Könnte es sein, dass Ihre Stimmung der Würde und der Souveränität eine Eintrübung erfährt? Könnte es sein, dass sich sowohl innerlich als auch in Ihrer Außenwirkung eine Haltung der Überheblichkeit einschleicht? Oder auch der Unsicherheit?

- Beugen Sie nun den Kopf nach vorne. Der Nacken verändert sich von lang und offen zu rund und offen. Wie ist es nun um Ihr Gefühl der Würde, der Souveränität und der Sicherheit bestellt? Können Sie auch hier einen Unterschied zur gerade ausgerichteten Kopfhaltung ausmachen?

- Kehren Sie wieder zurück in die korrekte Grundstellung von Körper, Hals und Kopf. Mit lang und offen hinaufgezogenem Nacken, der der Halswirbelsäule die Last nimmt und Ihnen die Freiheit gibt, sich in alle Richtungen zu drehen und zu wenden? Wie gefällt Ihnen in diesem Zusammenhang die Redewendung »einen freien Kopf haben«?

- Lassen Sie den Mund möglichst ein kleines Stück weit offen, damit sich die Gesichtsmuskeln entspannen können. Wie fühlt sich der leicht geöffnete Mund an? Ist er neugierig auf die Welt? Macht er Sie offen für Chancen? Was meinen Sie: Erlaubt er Ihnen auf diese Weise, Blickwinkel zu gewinnen, die Ihnen helfen, Ihr Potenzial zu entfalten?

WIE SIE DEN KÖRPER BEIM GEHEN KORREKT AUSRICHTEN

Wie das Stehen, Sitzen und Liegen gehört auch das Gehen zu unseren wichtigsten Grundpositionen und Handlungen, die wir ein Leben lang ausführen. Und obwohl es für die Gesundheit so grundlegend wichtig wäre, wurde den allermeisten von uns nie verständlich erklärt, was es zu beachten gilt, um geschmeidig, kraftvoll und federleicht durchs Leben zu schreiten.

Auch beim Gehen sind es oft kleinste Nuancen der Haltung, die darüber entscheiden, ob ein Mensch sein großartiges Potenzial eher einschränkt oder ob er es in Leichtigkeit entfalten kann.

Für Menschen, die die korrekte Ausrichtung und die vitale Aufspannung des Körpers nicht beachten, kann das Gehen zu einer Belastung werden. Füße und Beine fühlen sich schwer und müde an, die fehlerhafte Haltung beim Gehen führt unweigerlich zu Fehlstellungen der Gelenke während des Bewegungsablaufs. Die Folge sind oftmals Probleme und Abnutzungen an den betroffenen Gelenken, von den Füßen über die Beine, die Hüften und die Wirbelsäule bis hinauf in die Region des Körpers, wo der oberste Wirbel in Richtung der Schädelbasis reicht. Dadurch, dass die Gelenke nicht in der von der Natur vorgesehenen Weise belastet werden, sind punktuelle Überlastungen und daraus resultierende Einschränkungen der Beweglichkeit, Schmerzen und Abnutzungen vorprogrammiert. Aber auch das Risiko für ein Schwinden der körperlichen Attraktivität, eine aus der Balance geratene, ungünstige innere Haltung und eine Beeinträchtigung der Gefühlswelt nimmt zu.

Je besser ein Mensch hingegen die korrekte Ausrichtung und die vitale Aufspannung des Körpers auch ins Gehen übernimmt, desto harmonischer wirken die einzelnen Körperregionen zusammen. Die Gelenke, die Bandscheiben und auch die Faszien der Muskeln erhalten die bestmögliche Unterstützung, können sich optimal positionieren und werden mit jeder Bewegung wohldosiert und sanft massiert, wodurch sie sich gut regenerieren können.

DIE KORREKTE BEWEGUNGSABFOLGE BEIM GEHEN

Eine korrekte Ganghaltung entsteht, indem Sie die Prinzipien der korrekten Grundhaltung des Körpers, die Sie aus dem Stehen bereits gut kennen (siehe Übungsstufe 1 ab Seite 58), auch in das Gehen integrieren.
Machen Sie Ihre ersten Versuche am besten auf einer einfachen, geraden, ebenen Strecke von mindestens drei Metern Länge. Später, nachdem Sie die nun folgenden Schritte gut verinnerlicht haben, übertragen Sie diese dann ganz natürlich auch auf kompliziertere Wegstrecken.

- Kommen Sie zuerst mit der Ferse auf dem Boden auf. Achten Sie darauf, dass der Kontakt der Ferse mit dem Boden nicht den ganzen Fuß und den weiteren Körper bis hinauf zum Schädel erschüttert. Viele Menschen gehen tagtäglich – ohne dies zu bemerken – in einem sehr harten und starren Stechschritt und muten so ihrem gesamten Körper mit jedem Schritt schwere Schläge zu, die über das Skelett bis hinauf in die obere Wirbelsäule und den Schädel übertragen werden. Gehen Sie behutsam mit sich um, Ihr Körper dankt es Ihnen.

- Sorgen Sie dafür, dass die Ferse gerade senkrecht ausgerichtet ist.
- Rollen Sie dann über den Vorfuß und das Großzehengrundgelenk ab, wobei die Ferse möglichst lange Bodenkontakt hält.
- Stoßen Sie sich danach aktiv und flüssig mit dem Vorfuß und gegenrotierender Beindynamik ab: Der Unterschenkel dreht ganz leicht nach innen, während der Oberschenkel ganz leicht nach außen rotiert.
- Der Mensch ist ein Kreuzgänger. Das heißt, er rotiert mit seinem Oberkörper dynamisch gegen die Bewegung des Beckens. Und das geht so: Linkes Bein nach vorne, dabei die linke Oberkörperhälfte ganz leicht zurück. Auch die Arme können in angemessener Intensität entgegengesetzt zu den Füßen schwingen. Das sieht dann so aus: Linkes Bein vor, linker Arm zurück und umgekehrt.
- Auch bei dieser Übung gilt: Gestatten Sie sich genügend Zeit zum Lernen und beim Kombinieren der einzelnen Schritte. Im Karate übt man neue, komplizierte Bewegungsabläufe die ersten Male oft in Slow Motion. Das ermöglicht Ihnen, den Bewegungsablauf besser wahrzunehmen und von Anfang an präzise zu koordinieren. Wenn alles sitzt, können Sie zu Ihrem individuellen Tempo übergehen.

IHR GANGBILD – EIN AUSDRUCK IHRER EINZIGARTIGKEIT

Obwohl es – wie Sie gerade gesehen haben – eine Leitlinie für das korrekt ausgerichtete Gehen gibt, ist – selbst wenn alles stimmt – jede »Gehweise« einzigartig. Kein Gang eines Menschen gleicht dem eines anderen. Sowohl die Haltung als auch der Bewegungsablauf erzählen, wie jede andere Form der Körpersprache auch, von den einzigartigen Wesenszügen und der Lebensgeschichte eines Menschen. Zugleich wird sein Gang immer auch von seiner momentanen Gefühlslage beeinflusst.

Bereits in den 1960er-Jahren bemerkte Virginia Satyr, die bekannte Familientherapeutin und Mitentwicklerin des heute verbreiteten »Familienaufstellens«: Selbst im Dunkeln bei nur spärlicher Straßenbeleuchtung erkennt man die meisten Freunde und Bekannten schon aus der Ferne in Sekundenschnelle an ihrer Haltung und ihrem Gangmuster. Die Variationsbreite ist dabei nahezu unendlich und höchst individuell. Sie reicht vom beschwingt-eleganten über den abgehackt-roboterhaften Gangtyp bis zum »ängstlich-scheuen Reh« und zur »geschmeidigen Katze«.

Zur Verdeutlichung nehmen Sie ein Video von sich selbst beim Gehen auf: Welchem Typ würden Sie sich selbst zuordnen, während Sie sich so zuschauen? Wie wirken Sie durch Ihr Gangbild auf sich selbst und auf andere?

Wie geht es Ihnen damit? Sind Sie zufrieden mit dem, was Sie sehen? Gibt es etwas an Ihrem Gang, das Sie verändern möchten?

Spielen Sie mit Ihrem Gang. Experimentieren Sie. Erforschen und reflektieren Sie. Je besser Sie sich selbst kennenlernen, desto günstiger wird sich dies auf Ihre Lernkurve beim Ausrichten Ihres Körpers auswirken.

FINDEN SIE IHRE BESTMÖGLICHE SITZHALTUNG

Der sitzende Lebensstil hat sich in unserer westlichen Welt in den vergangenen Jahrzehnten zunehmend verbreitet. Statistiken zeigen, dass wir in Deutschland durchschnittlich allein während unserer Berufstätigkeit insgesamt zehn Jahre unseres Lebens im Sitzen verbringen. Aber auch nach der Arbeit geht es mit dem Sitzen weiter: in der Bahn oder im Auto auf dem Weg nach Hause, beim Abendessen und danach beim Entspannen auf der Couch. Umso wichtiger ist es, dass man richtig sitzt.

DIE QUALITÄT DER SITZHALTUNG ENTSCHEIDET

Immer häufiger hört man, Sitzen sei derart schädlich für die Gesundheit, dass man es auch als »das neue Rauchen« bezeichnen könne. Zu viel Sitzen und die damit verbundene verminderte körperliche Aktivität sind sicherlich ernst zu nehmende Risikofaktoren für Haltungsfehler. Auch eine ganze Reihe von Problemen mit dem Stoffwechsel und der Psyche können damit einhergehen.

Die langen Sitzzeiten verhindern eine ausreichende Aktivität der Muskeln und des Herz-Kreislauf-Systems. Der Kalorienverbrauch nimmt ab, während zugleich das Risiko, im Falle einer zu hohen Energieaufnahme Gewicht zuzulegen und Stoffwechselprobleme zu provozieren, zunimmt. Zudem verhindert die eingeschränkte Aktivität, dass innere Anspannung über die Muskeln angemessen abgebaut werden kann, wodurch die körperliche und psychische Belastung ansteigen und das Regenerationsvermögen sowie auf Dauer auch das Leistungsvermögen abnehmen.

Doch lässt sich das Sitzen per se als gesundheitsschädlich bezeichnen? Definitiv nein! Niemand würde zum Beispiel auf die Idee kommen, die korrekt erlernten, aufrechten Sitzhaltungen, die Meditierende in den Kampfkünsten, im Yoga und bei vielen anderen Methoden einnehmen, von vornherein als ein Problem für die Gesundheit einzustufen. Vielmehr sind es zwei Hauptfaktoren, die das Sitzen schädlich machen können: Erstens nämlich dann, wenn es im Tagesablauf keinen Ausgleich durch genügend Bewegung gibt. Und zweitens dann, wenn die Qualität der Sitzhaltung schlecht ist.

Nicht also das Sitzen per se, sondern besonders die Art und Weise, wie wir sitzen, entscheidet ganz wesentlich darüber, ob ein Mensch sich »krank sitzt« oder ob er auf seinem Stuhl, Sessel oder irgendeiner anderen Unterlage in Vitalität, Klarheit und Wohlbefinden seine Lebenszeit verbringt.

Laut der Studie der Techniker Krankenkasse aus dem Jahre 2016 leidet rund ein Drittel der Menschen, die viel Zeit vor einem Bildschirm verbringen, unter Rückenproblemen. Ebenfalls rund ein Drittel der hauptsächlich im Sitzen Arbeitenden haben häufige oder sogar ständige Beschwerden am Bewegungssystem. Wiederum ein Drittel fühlt sich häufig erschöpft oder andauernd gestresst.

Oft begegne ich Patienten, die mir berichten, dass ihnen an ihrem Arbeitsplatz ständig ein schwerer Mangel an Konzentrationsfähigkeit und eine übermäßige Müdigkeit das Leben schwer machen. Weder Schlafmangel noch schlechte Körperfitness sind hierfür die Ursache. Oft ist es aber die Fehlhaltung, die sie an ihrem Schreibtisch einnehmen. Wenn das vitale Aufspannen, das »Lang-Machen« – d. h. die korrekte Ausrichtung der Wirbelsäule von den Sitzbeinhöckern bis hinauf zum Kronenpunkt – fehlt, belastet dies nicht nur die Regionen vom Steiß bis zum Nacken. Es kommt auch zu einer Stauchung des Oberkörpers mit einer ungünstigen Verlagerung der Organe und einer Druckerhöhung auf diese. Die Atmung wird gehemmt und Konzentration, Lebendigkeit, Klarheit und Leistungsvermögen nehmen dramatisch ab.

KORREKTES SITZEN: LEICHTER, ALS DIE MEISTEN GLAUBEN

Dabei ist eine gute Sitzhaltung, wenn Sie erst einmal die korrekte Ausrichtung und die vitale Aufspannung Ihres Körpers im Stehen verinnerlicht haben, wahrlich ein Leichtes. Es ist nicht einmal erforderlich, dass Sie die ganze Zeit über vollkommen korrekt sitzen. Denn genauso wie beim Stehen bedeutet eine für den Körper natürliche Sitzhaltung keineswegs, dass wir die ganze Zeit über korrekt ausgerichtet sein müssen, während wir am Ess- oder Schreibtisch oder einer anderen Stelle zu tun haben. Für die meisten Menschen wäre dies ein viel zu eintöniges Verhalten. Sowohl Körper als auch Psyche profitieren von regelmäßigen Positionswechseln beim Sitzen.

> Meist reicht es schon aus, wenn wir ganze fünf Minuten pro Stunde, die wir im Sitzen verbringen, eine korrekt ausgerichtete Haltung einnehmen.

Ob Sie nun auf einem Stuhl sitzen oder im Auto, ob auf dem Fahrrad oder im Lotussitz: Die Wirbelsäule sollte dabei aufgerichtet sein. Die aufgerichtete Haltung ermöglicht es Ihnen, frei zu atmen und in gesunder Leichtigkeit mit sich selbst und mit Ihren Mitmenschen lebendig und schwingungsfähig umzugehen. Sollten Sie also bis jetzt eine aufgerichtete Sitzhaltung mit Anstrengung und starker Anspannung verbunden haben, bietet sich Ihnen nun die großartige Gelegenheit, eine gesunde und lebendige Haltung zu erlernen, bei der Sie Leichtigkeit, Klarheit, Selbstermächtigung und Lebensfreude verspüren. Sie werden immer wieder gern in diese Position zurückfinden, weil Sie sie sowohl für den Körper als auch für den Geist als eine Wohltat erleben.

DIE PRINZIPIEN DES KORREKT AUSGERICHTETEN SITZENS

Die Prinzipien des korrekt ausgerichteten Sitzens entsprechen denen, die Sie bereits in den Basisübungen der Übungsstufe 1 (ab der Wirbelsäule aufwärts) kennengelernt haben (siehe Seite 95):

- Das gesamte Gewicht Ihres Oberkörpers ruht auf Ihren Sitzbeinhöckern.
- Das Becken ist gerade aufgerichtet. Weder nach hinten noch nach vorne gekippt. Der Beckenboden ist dadurch nicht unter Druck, sondern voll aktionsbereit. Das ermöglicht Ihnen einen tiefen Atem und eine innere Gelassenheit und Entspanntheit, die buchstäblich aus Ihrer Mitte kommt und die sich besonders angenehm anfühlt. Für Sie selbst und auch in der Ausstrahlung, mit der Sie auf Ihre Mitmenschen wirken.
- Die Wirbelsäule ist von den Sitzbeinhöckern bis hinauf zum Kronenpunkt des Kopfes lang gestreckt und vital aufgespannt.
- Auf Höhe der Lendenwirbel besteht aufgrund der langen Aufstreckung der Wirbelsäule lediglich ein kleiner

Wölbungsschwung in Richtung Bauch (Lordoseschwung), jedoch kein Hohlkreuz.

- Ein gerader Nacken beansprucht die Halswirbelsäule weniger. Das erreichen Sie, indem Sie Ihren Hinterkopf nach hinten und oben strecken. Ihr Kinn neigt sich hierbei leicht in Richtung des Brustbeins. Der Kopf ist harmonisch ausgerichtet.

- Die Schultern sind entspannt. Stellen Sie sich hierfür vor, Ihr Brustbein würde sich von oben her in der Mitte zwei-teilen. Dabei ziehen beide Schultern mit ihrem vollen Gewicht das gespaltene Brustbein nach außen und unten. Der Effekt: Die Schultern dürfen sich entspannen und absenken. Die Ellbogen fallen links und rechts wie ein Senklot am Oberkörper herab.

- Die Schultern sind weit geöffnet. Das geschieht, indem Sie die Vorderseiten der Oberarme leicht nach außen drehen.

- Wenn Sie an einem Tisch essen, schreiben oder eine Tasta-tur bedienen, ist die Stellung der Unterarme und der Hände der Schlüsselpunkt für das körpergerechte Arbeiten. Im Sinne des natürlichen Körperbauplans sollten sich die Unterarme in ihrer Längsachse nach innen drehen. Sie rotieren somit entgegengesetzt zu den in ihrer Längsachse leicht nach außen gedrehten Oberarmen.

- Auch die Hände können Sie – sofern Sie damit gerade nicht nach etwas greifen oder etwas festhalten – in der natürlichen Grundhaltung der Finger, des Handgewölbes und des harmonischen U-Bogens, der von Daumen und Zeigefinger gebildet wird, entspannt ausrichten. Wenn Sie mit einer Computermaus arbeiten, ist es wichtig, dass Sie hierbei die korrekte Haltung der Hand beachten (s. hierzu das folgende Kapitel ab S. 154).

- Die Ober- und Unterschenkel sowie die Oberschenkel und der Oberkörper sollten jeweils in einem Winkel von mindestens 90 Grad zueinander ausgerichtet sein (s. hierzu das folgende Kapitel ab S. 153).

- Für eine harmonische, entspannte Stabilität in den Beinen, der Körpermitte und dem Oberkörper achten Sie darauf, dass Sie Ihren Füßen einen festen Halt geben, zum Beispiel indem sie mit der Sohle ganzflächig in Kontakt mit dem Boden sind.

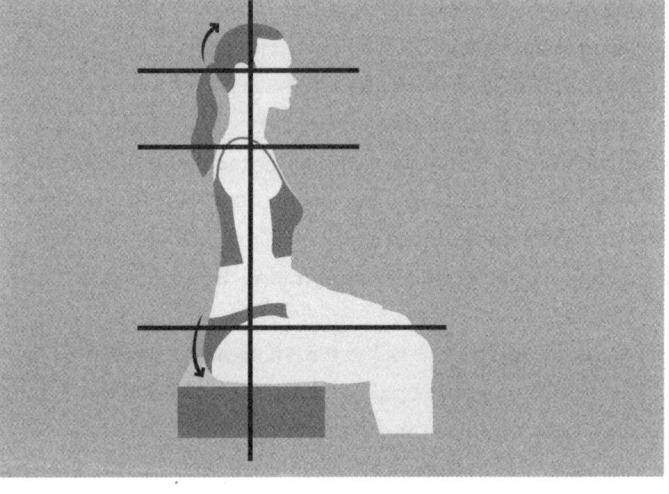

Skizze 6: Aufrechtes Sitzen
Das Lot geht durch Hüfte, Schulter und Kronenpunkt.
Becken und Kopf sind aufgerichtet.
Das Gewicht ruht auf den beiden Sitzbeinhöckern.
Die Wirbelsäule ist lang gestreckt.
Nacken und Lenden haben einen ganz sanften Lordoseschwung.

VITALES SITZEN VERLÄUFT DYNAMISCH

Es ist wichtig zu verstehen, dass auch beim Sitzen die korrekte Körperhaltung erst dadurch ihren hohen Wert erhält, dass Sie sie nicht unentwegt einnehmen. Der Körper braucht Beweglichkeit und dynamische Gegensätze, braucht das Dehnen und das Zusammenziehen der Muskeln, um gut funktionieren zu können.

Schon mit kleinen Bewegungen, die nur ein wenig oder auch deutlich von der korrekten Ausrichtung abweichen, aktivieren Sie Ihre Muskeln und sorgen zugleich für einen willkommenen Dehnungsreiz. Zum Beispiel führt allein schon die Druckverlagerung, indem Sie den Schwerpunkt von einer Pohälfte auf die andere verlagern, in Ihren Bandscheiben zu einem Massage-Effekt, der Stoffwechselabfälle ab- und wertvolle Nährstoffe in das Knorpelgewebe einfließen lässt.

Auch einmal pro Stunde das Sitzen komplett zu unterbrechen und für 3 bis 5 Minuten umherzugehen oder Bewegungs- und Dehnübungen zu machen, ist sinnvoll und gesund. So geben Sie nicht nur Ihren Muskeln, sondern auch Ihrem Gehirn, welches mit frischem Sauerstoff versorgt wird, eine willkommene stärkende Abwechslung. Sie fördern Ihren Blutfluss, Ihr Herz-Kreislauf-System und die einwandfreie Funktion Ihrer Lymphgefäße, eines der wichtigsten Entgiftungssysteme Ihres Körpers.

Durch all das können Sie Ihr Energielevel erneut steigern und sich wieder gut konzentrieren und besser fühlen. Wichtig ist jedoch, dass Sie nicht dauerhaft in nicht korrekt ausgerichteten Haltungsmustern »steckenbleiben«. Stellen Sie stattdessen sicher, dass Sie immer wieder in Ihre korrekte Sitzhaltung zurückfinden.

DIE PASSENDEN SITZMÖBEL

Gerade wenn Sie berufsbedingt viel sitzen, können Sie Ihre korrekte Sitzhaltung durch die richtige Ausstattung mit Möbeln auf entscheidende Weise unterstützen. Ein guter Bürostuhl sollte in der Höhe seiner Sitzfläche individuell einstellbar sein, um sicherzustellen, dass Ihre Ober- und Unterschenkel beim Sitzen miteinander einen Winkel bilden können, der mindestens 90 Grad ist. Ideal ist es, wenn auch Ihre Unterarme in diesem Winkel zu den Oberarmen auf der Tischplatte aufliegen können. Manche Stühle bieten hierfür eine Sitzfläche, die sich sogar in ihrem Neigungsgrad einstellen lässt. Dies ist ein zusätzliches Hilfsmittel, durch das auch bei unterschiedlichsten Körpergrößen die idealen Bein- und Armwinkel von mindestens 90 Grad eingehalten werden können.

Von Vorteil ist es zudem, wenn eine genügend weiche Polsterung dafür sorgt, dass das Haut- und Bindegewebe, auf dem Ihre Sitzbeinhöcker ruhen, nicht allzu stark belastet wird.

Falls Sie einen Stuhl mit Armlehnen bevorzugen, sollten diese so einstellbar sein, dass Ihre Ellbogen weit genug nach unten aushängen können und die Schultern in der aufgerichteten Körperhaltung schön entspannt sind.

Auch ein Schreibtisch mit Höhenverstellung kann sehr sinnvoll sein und viele Schwierigkeiten vermeiden helfen. Das erlaubt Ihnen, während der Arbeit die Position zu wechseln und sowohl beim Stehen als auch beim Sitzen am Schreibtisch die Höhe der Tischplatte genau an die Bedürfnisse Ihres Körpers anzupassen.

DIE KORREKTE POSITION FÜR MAUS, TASTATUR, MONITOR UND CO.

Ihre Arbeitsunterlagen befinden sich im besten Fall nur 10 bis 15 cm von der Tischkante entfernt. In dieser Position können Sie bequem mit den Händen Ihre Materialien inklusive Tastatur und Maus erreichen, ohne in einen Rundrücken verfallen zu müssen oder die Balance zu verlieren. Wenn Ihre Ellbogen gelassen aushängen können und zugleich Ihre Unterarme entspannt auf der Tischplatte aufliegen, können Sie den Schulter-

bereich entspannen und aufrecht, frei atmend und auf würdevolle Weise Ihre Arbeit leisten.

Bei der Arbeit am Computer sollte der Abstand zwischen
Ihren Augen und dem Bildschirm zwischen 50 und 80 Zenti-
metern betragen. Der Bildschirm sollte dabei leicht, in einem
Winkel von etwa 20 bis 25 Grad, nach hinten geneigt sein. Der
obere Teil des Bildschirms sollte sich dabei auf Augenhöhe befinden. So können Sie sicherstellen, dass die Bildschirmfläche
und Ihre Blickrichtung in einem Winkel von 90 Grad zueinander ausgerichtet sind. Dadurch, dass Sie den Kopf an solch
einem Arbeitsplatz nicht nach vorne gesenkt halten müssen,
wirken Sie einer Überlastung der Nackenmuskulatur entge-
gen. Auf der körperlichen Ebene verhindern diese Anpassun-
gen Nackenschmerzen. Auf der geistigen Ebene verspricht die
Position Ihnen weniger Ermüdung, mehr Klarheit und mehr
Konzentration.

Besonders wichtig und wirkungsvoll sind auch hier die
Gesetze der Gegenrotation. Liegen die Hände lange Zeit auf
der Tastatur auf und befinden sich die Arme dabei nicht in
der Gegenrotation (also die Vorderseite der Oberarme nicht
nach außen rotierend), resultieren daraus häufig schmerzhafte
Nacken-, Schulter, Ellbogen- und Handprobleme. Und es
kommt schnell zu Ermüdungserscheinungen.

SO LIEGEN UND
SCHLAFEN SIE GESUND

Nicht nur die ausreichende Menge an Schlaf spielt eine elementare Rolle für unsere körperliche und geistige Gesundheit, sondern auch die Qualität unserer Körperhaltung dabei. Vielen Menschen ist nicht bewusst, wie wichtig eine natürlich-korrekten Liegehaltung ist und welchen positiven, stärkenden Einfluss diese auf den Körper, die Gedanken und die Gefühlswelt haben kann.

MÜDIGKEIT VERSCHLECHTERT UNSERE ÄUSSERE UND INNERE HALTUNG

Höchstwahrscheinlich kennen auch Sie das Gefühl, müde, schlapp und erschöpft zu sein. Haben Sie in solch einer Situation schon einmal auf Ihre Haltung geachtet? Selbst jene Menschen, die in gut ausgeruhtem Zustand dynamisch und mit aufrechter Haltung durchs Leben gehen, sind, sobald die Müdigkeit die Oberhand gewinnt, kaum mehr wiederzuerkennen: Plötzlich verfallen sie in einen wenig dynamisch anmutenden Schlurfschritt, in Hängeschulter-Posen oder lassen obendrein auch noch den Kopf hängen.

Anders ausgedrückt: Müdigkeit und Abgeschlagenheit gehören zu den schwerwiegendsten Gefahren für unsere Körperhaltung. Wie wir bereits wissen, sorgt das Bodyfeedback, das aus der schlechten Haltung heraus an das Gehirn gesendet wird, in direkter Folge für eine Verschlechterung der Stimmung, der

Konzentrationsfähigkeit und der inneren Haltung sich selbst und der Welt gegenüber, was sich dann weiter negativ auf die Körperhaltung auswirkt.

Erschwerend kommt noch hinzu, dass mit zunehmender Müdigkeit und Abgeschlagenheit auch unsere Fähigkeit, die Körperhaltung wahrzunehmen und zu korrigieren, drastisch abnimmt. Je müder wir sind, desto unachtsamer werden wir. Und damit schwindet auch unser Überblick und unsere Kontrolle über unsere Körperhaltung. Unsere Fähigkeit, uns achtsam selbst zu korrigieren, wenn wir in eine schlechte Haltung hineingeraten, ist vermindert. Sie sehen: Ein Teufelskreis mit verheerenden Folgen für die Betroffenen nimmt so seinen Lauf. Dabei könnte genau dieser Teufelskreis mit all seinen negativen Auswirkungen oftmals leicht durchbrochen werden.

Wer seinen Tag beginnt, ohne wirklich ausreichend Schlaf gehabt zu haben, bringt dadurch zwangsläufig seine vitale Aufspannung in Gefahr. Je stärker die Müdigkeit, desto schwerwiegender die Effekte. Das zeigt sich in praktisch allen Bereichen der Körperhaltung: Angefangen bei den Füßen, über die Beine, das Becken und die Wirbelsäule bis zu den Schultern, dem Kopf, den Armen und Händen beginnt die gesunde Ausrichtung mit zunehmender Abgeschlagenheit zu leiden. Da bei Schlafmangel auch der Hormonhaushalt und die Stoffwechselaktivität beeinträchtigt ablaufen, verschlechtert sich die Situation zusätzlich.

FEHLHALTUNGEN BEIM SCHLAFEN SIND NICHT ZU UNTERSCHÄTZEN

Rund ein Drittel des Tages verbringen wir mit Schlafen. Bei durchschnittlich sechs bis zehn Stunden Schlaf pro Tag hat ein Mensch, wenn er 90 Jahre alt wird, also rund 30 Jahre seines Lebens schlafend verbracht.

Aber diese enormen Zeiträume, die wir schlafend verbringen, haben wir keineswegs unnütz vertan. Denn der Körper benötigt in einem für ihn passenden Rhythmus immer wieder genügend Schlaf, um sich zu erholen und gesund zu bleiben. Die meisten Menschen machen sich jedoch viel zu wenig Gedanken darüber, in welcher körperlichen Haltung sie diese lange Zeit verbringen und welche Auswirkungen das auf ihre Gesundheit hat.

Die Frage, ob Sie beim Schlafen den Körper gut ausrichten, mag Ihnen anfangs womöglich banal oder übertrieben erscheinen. Doch in Wirklichkeit ist genau das Gegenteil der Fall: Je intelligenter die Körperhaltung beim Schlafen ist, desto vorteilhafter. Körperlich wie auch psychisch.

Es wird häufig übersehen, dass viele unserer gravierendsten Haltungsfehler nicht während unserer typischen Alltagssituationen wie Sitzen, Gehen oder Stehen auftreten, sondern vielmehr Nacht für Nacht passieren. Und das über Jahre oder gar Jahrzehnte hinweg, ohne dass es irgendjemandem – geschweige denn uns selbst – auffallen würde.

Ungünstige Körperpositionen beim Schlafen können sich sehr schädlich auswirken: Rückenschmerzen, Probleme mit den Bandscheiben, Fehlhaltungen und jede Menge psychischer Beeinträchtigungen sind nur einige Beispiele.

Viele körperliche und auch psychische Beschwerden entstehen also bereits im Schlaf – aber sie können beim Schlafen auch wieder »abtrainiert« werden.

Je besser wir erkennen, wo die Probleme unserer Schlafhaltung lauern, desto leichter wird es uns auch in dieser lebenswichtigen Angelegenheit fallen, auf eine gute Ausrichtung des Körpers zu achten und sie uns anzugewöhnen.

WEIT VERBREITETER HALTUNGSFEHLER:
DIE EMBRYONALHALTUNG

Die Mehrheit der Menschen in unserer westlichen Kultur schläft in der Embryonalhaltung. Das heißt: mit angewinkelten Beinen auf einer Körperseite liegend. Dabei kann gerade diese Haltung den Körper auf Dauer erheblich schädigen. Es können Schmerzen entstehen, die Körper- und Organfunktionen werden beeinträchtigt. Und auch psychisch sind wir beim Aufwachen in keiner guten Verfassung.

Die Gründe, weshalb die meisten Menschen in Seitenlage schlafen, sind vielfältig. Manche Forscher meinen zum Beispiel, dass unsere Schlafposition auch eine Form der Körpersprache ist und somit Ausdruck unserer psychischen Verfassung: Wir fühlen uns klein und hilflos und suchen durch das Einrollen Schutz. Oft ist die Seitenposition jedoch auch einfach eine körperliche Angewohnheit, die zum Beispiel darauf beruht, dass wir mit ihr die gewohnte Sitzposition, die viele von uns über einen Großteil des Tages einnehmen, auch im Bett fortsetzen. Wie jedoch im Kapitel ab Seite 147 beschrieben, hat gerade das häufige stundenlange Sitzen negative Auswirkungen: Oft werden dadurch die Muskeln und Faszien im vorderen Oberkörper immer unnachgiebiger. Durch die Seitenlage wird dieser Missstand schließlich auch noch während der Ruhephase fortgeführt.

Die beiden Hauptprobleme beim Ruhen und Schlafen in der Seitenlage sind jedoch erstens das Anwinkeln der Beine und zweitens die Formung des Rundrückens.

Wir winkeln automatisch die Beine an, um stabil liegen zu können. Gerade jedoch für den Rücken ist das andauernde Anwinkeln der Beine schädlich. Der Grund dafür: Wenn wir ohnehin schon einen Großteil des Tages in der Sitzhaltung mit angewinkelten Oberschenkeln verbringen und dann auch noch in der Nacht die angezogenen Oberschenkel beibehalten, akzeptiert der Körper diesen Zustand mit der Zeit als »Normalzustand«. Über Wochen, Monate und bei vielen Betroffenen sogar über Jahre hinweg werden auf diese Weise die Muskeln und Faszien regelrecht auf diese Haltung abgerichtet.

Muskeln wie der Hüftbeuger und die umgebenden Faszien werden immer unflexibler, da sie permanent in einer »verkürzten« Position gehalten werden. Die Muskeln und Faszien im vorderen Hüftbereich verkürzen, während die Hinterseite länger wird. Wenn nun keine Gegenmaßnahmen wie gesunde Dehnung und Ausgleichstraining erfolgen, werden die Muskeln und Faszien im vorderen Hüftbereich immer unnachgiebiger und die Körperhaltung immer unausgewogener. Wenn die Betroffenen dann eine stehende Position einnehmen, kann sich die vordere Rumpfmuskulatur nicht mehr in dem Maße dehnen, wie es für eine gute Körperausrichtung nötig wäre.

Das Ergebnis ist dann in sehr vielen Fällen eine enorme Spannung im Vorderbereich, die die hintere Körpermuskulatur durch Gegenspannung ausgleichen muss, um wieder in eine gerade und aufrechte Stehhaltung zu kommen. Der Preis für die erhöhte Spannung sind auf Dauer meist Rückenschmerzen, Bandscheibenvorfälle und Verkrümmungen.

PROBLEME DURCH EINEN RUNDRÜCKEN BEIM SCHLAFEN

Die biologischen Gesetze, nach denen wir durch unsere Körperhaltung beim Stehen, Sitzen und Gehen unsere Psyche beeinflussen, gelten auch beim Liegen.

Wenn ein Mensch in der Embryonalhaltung schläft, kommt es dabei sehr häufig zu einer Beugung der Wirbelsäule, die zu einem runden Rücken führt. Dadurch kommt es zu ähnlich negativen Auswirkungen auf den Körper und die Psyche wie beim Rundrücken im Stehen: Die natürliche Vollatmung wird eingeschränkt, die Sauerstoffsättigung im Blut nimmt ab, innere

Organe werden verformt und verlagert und die Stimmung verschlechtert sich, um nur einige der Effekte zu nennen.

Ein Erwachsener verbringt durchschnittlich sieben bis neun Stunden am Tag mit Schlafen und dazu noch 10 Stunden im Sitzen. Im ungünstigsten Fall bedeutet das: Ein Erwachsener verharrt während dieser Sitzdauer permanent in einem Rundrücken und schläft dann die ganze Nacht über in embryonaler Seitenlage mit angewinkelten Beinen und Rundrücken. Er nimmt also täglich über 17 Stunden eine Haltung ein, die ihn nicht nur immer steifer werden lässt, sondern auch bedeutende Teile seines körperlichen und mentalen Potenzials massiv einschränkt – und das oft über Jahre und Jahrzehnte hinweg.

Gewiss verbringen die meisten Menschen nicht die ganze Nacht starr in einer Haltung, sondern verändern ihre Haltung immer wieder. Doch oft ist auch dieses Verhalten von recht festen Mustern geprägt, bei denen der gekrümmte Rücken eine zentrale Rolle spielt.

Ich kenne viele Menschen, die sich angewöhnt haben, über den Tag hinweg möglichst viel Zeit in der vitalen Aufspannung zu verbringen und auf gewissenhafte Weise regelmäßig ihren Körper zu trainieren, die sich in Sachen Schlafen jedoch bislang noch keine Gedanken zur Ausrichtung ihrer Wirbelsäule gemacht haben. Nach einer weiteren Nacht mit gebeugtem Rücken wachen sie oftmals nicht so erfrischt auf, wie es nach einer ausreichend langen Schlafenszeit eigentlich der Fall sein sollte. Sie fühlen sich gerädert und ausgelaugt. Und nicht wenige, die mit gebeugtem Rücken geschlafen haben, fühlen sich auch mental geknickt und innerlich tief verunsichert, wenig zuversichtlich und schwermütig. Und sie fragen sich, wo nur ihr Selbstvertrauen geblieben ist. Ein schwieriger Start in den Tag, der den Betroffenen schwer zusetzen kann und sich im Laufe des Tages manchmal nicht so einfach zum Besseren verändern lässt.

Von unzähligen Klientinnen und Seminarteilnehmern, mit denen ich intensiv an ihrer Körperhaltung arbeiten durfte, habe ich eine positive Rückmeldung bekommen, nachdem sie nicht nur im Alltag, sondern auch beim Schlafen und Ruhen damit begonnen hatten, an ihrer natürlichen Körperausrichtung zu arbeiten, und so den Unterschied erfahren durften. Und auch an mir selbst durfte ich eindrücklich erleben, wie sich meine Stimmung, mein Selbstvertrauen, mein mentales Leistungsvermögen und auch meine innere Haltung mir selbst und der Welt gegenüber von Grund auf verbesserte, nachdem ich mir Stück für Stück auch beim Schlafen und beim Ruhen eine bessere Körperausrichtung angewöhnt hatte.

HEILSAME RÜCKENLAGE

Wie lassen sich nun Haltungsprobleme im Schlaf wieder abtrainieren? Die einfache Antwort auf diese Frage lautet: Wir sollten nicht mit angewinkelten Beinen, sondern flach ausgestreckt auf dem gerade ausgerichteten Rücken schlafen.

Daneben sollten wir uns tagsüber beim Sitzen, Stehen und Gehen so oft wie möglich natürlich ausrichten und vital aufspannen und – wenn es der Beruf erlaubt – weniger sitzen!

Beides – sowohl das natürliche Ausrichten und Aufspannen am Tage als auch die korrigierte Schlafposition auf dem Rücken mit ausgestreckten Beinen und ohne Kopfkissen – kann anfangs schwierig erscheinen, wenn Sie es sich über viele Jahre anders angewöhnt haben. Doch keine Sorge: Das ist alles eine Frage des Trainings. In der ersten Zeit wird es Ihnen sicher schwerfallen, weil Ihr Körper und mit ihm die Muskeln und Faszien eine andere Position gewohnt sind. Aber nach und nach können Sie Ihren Körper »umtrainieren«.

Auch wenn Sie auf dem Rücken einschlafen, werden Sie feststellen, dass Sie sich in der Nacht immer wieder bewegen und dann vielleicht nicht mehr auf dem Rücken liegen. Natürlich ist die Seitenlage, wenn wir sie in gelegentlichen kurzen

Zeitspannen der Nacht einnehmen, nicht per se schädlich. Auch bei der Körperhaltung im Liegen entscheiden die individuellen Gegebenheiten eines Menschen darüber, welches Maß verträglich ist. Immer wieder einmal kurz eingenommen, kann die Seitenlage durchaus bequem und angenehm sein und einen willkommenen Ausgleich für den Körper darstellen, mit dem er sich seine Mobilität und Flexibilität bewahren will.

Es ist jedoch sehr wichtig, dass Sie bewusst wahrnehmen, wann immer Sie sich in diese Stellung begeben und wie Sie sich dabei fühlen. Denken Sie an den enorm wichtigen Zusammenhang zwischen Ihrer Körperhaltung und Ihrer psychischen Verfassung: Manchmal kann die Krümmung des Rückens und der Wirbelsäule uns viel über unseren momentanen mentalen Zustand verraten. Und manchmal können wir durch eine Begradigung unserer Haltung auch einiges in unserer Psyche begradigen.

DEN KÖRPER BEIM SCHLAFEN VITAL AUSRICHTEN

Wann immer Sie sich in der Nacht in einer gekrümmten Seitenlage wiederfinden, können Sie sich selbst achtsam und wohlwollend die Frage stellen: Ist diese Haltung jetzt wirklich gut für mich oder ist sie eine schlechte Angewohnheit? Wie geht es mir damit?

Korrigieren Sie sich dann behutsam und freundlich selbst. Begeben Sie sich aus der Krümmung heraus und richten Sie im Liegen die Wirbelsäule vom Steiß bis zum Kopf gerade aus. Kommen Sie in die vitale Aufspannung.

Seien Sie nachsichtig mit sich, denn das wird vor allem am Anfang sehr häufig passieren. Zum geraden Ausrichten müssen Sie sich nicht dauerhaft nur auf den Rücken legen, sondern können sich zwischendurch auch auf den Bauch legen, wenn Sie das angenehm finden. Wichtig ist dabei, dass Sie die Beine so oft wie möglich nicht anwinkeln.

INTELLIGENTE KÖRPERHALTUNG BEIM RUHEN UND SCHLAFEN – DAS SOLLTEN SIE BEACHTEN:

- Liegen Sie flach auf dem Rücken mit ausgestreckten Beinen. Die Wirbelsäule ist vom Steißbein bis zum Kopf möglichst gerade ausgerichtet.

- Bevorzugen Sie eine harte Matratze – sie sorgt in der Bauch- und in der Rückenlage für eine möglichst gerade Ausrichtung.

- Besser ohne Kopfkissen: Wenn Sie im Bett vor dem Schlafen noch lesen, kann ein Kissen eine bequeme Stütze sein. Zum Schlafen in Rückenlage sollten Sie jedoch auf das Kopfkissen verzichten – erst dann können Sie die gesamte Wirbelsäule vom Steiß bis zum Kopf und auch die Beine gerade ausrichten.

- Fortgeschrittene achten darauf, dass auch die Lendenwirbelsäule möglichst dicht und lang gezogen auf der Matratze aufliegt. Dazu heben Sie während des Hinlegens das Gesäß an und lassen die Lendenwirbelsäule möglichst lang gestreckt und tief bis auf die Matratze absinken. Halten Sie das Gesäß weiterhin von der Matratze abgehoben und ziehen Sie es möglichst weit in Richtung Fußende Ihres Bettes, bevor Sie es ablegen. Die Lordose (das Hohlkreuz) ist nun abgeschwächt und die Wirbelsäule liegt flach und lang gezogen auf. Spüren Sie nach, wie gut das tut. Auch die Halswirbelsäule können Sie im Liegen bestmöglich begradigen, indem Sie das Kinn in Richtung Brust nehmen. Wenn Sie mögen, können Sie unterdessen

Ihren Kopf rechts und links mit den Händen fassen und auch den Hals ganz sanft in die Länge ziehen. Selbst, wenn Sie diese beiden Bewegungen nur gelegentlich machen, fördern Sie dadurch Ihr Bewusstsein für die Bedürfnisse Ihres Körpers beträchtlich.

- Wenn Sie unbedingt auf der Seite liegen oder schlafen wollen, sorgen Sie dafür, dass Sie den Krummrücken korrigieren und die Wirbelsäule vom Steißbein bis zum Kopf möglichst gerade ausrichten. Um das zu erreichen und um ein seitliches Abknicken der Halswirbelsäule zu vermeiden, greifen manche Seitenschläfer auf ein Seitenschläferkissen zurück. Wenn Sie ein solches benutzen möchten, beachten Sie allerdings, dass Sie, wenn Sie im Laufe der Nacht in die Rückenlage wechseln, möglichst nicht mit dem Kopf auf diesem zum Liegen kommen.

- Übung macht den Meister: Erlauben Sie es sich, geduldig zu sein, wenn die neue Schlaflage nicht gleich funktioniert! Gewohnheit entsteht nicht über Nacht, sondern indem wir Handlungen immer wieder einüben.

FINDEN SIE IHR INDIVIDUELLES MASS AN SCHLAF HERAUS

Doch wie viel Schlaf brauchen wir, um energiegeladen, zufrieden und gesund zu sein? Die Forschung hat gezeigt, dass das natürliche, gesunde Schlafbedürfnis von Mensch zu Mensch beträchtlich variieren kann. Durchschnittlich liegt es bei Erwachsenen zwischen sechs und zehn Stunden. Nach Ansicht des israelischen Schlafforschers Peretz Lavie kann bei gesunden

Menschen die natürliche Schlafdauer sogar noch stärker, nämlich zwischen vier und zwölf Stunden, variieren.

Wie viel Schlaf Sie tatsächlich brauchen, um sich energiegeladen zu fühlen und auch so zu leben, hängt dabei von einer Reihe von Faktoren ab. Die führenden Forscher sind sich einig, dass viel von unseren Genen, unserer körperlichen und psychischen Fitness und unserer Lebenssituation mitbestimmt wird. Zu hohe psychische und körperliche Belastungen, eine unpassende Ernährungsweise und zahlreiche Erkrankungen erhöhen das Schlafbedürfnis, während eine individuell angepasste Ernährung, körperliche Fitness und eine gut ausgeprägte Fähigkeit, Herausforderungen konstruktiv zu begegnen, unser Schlafbedürfnis in aller Regel reduzieren.

Neben einem gesunden Lebensstil ist es also wichtig, dass Sie auch beim Schlafen achtsam Ihre individuellen Bedürfnisse wahrnehmen.

Die richtige Schlafdauer und auch der richtige Zeitpunkt für erholsamen, gesunden Schlaf wird zudem von unserem circadianen Rhythmus bestimmt, also dem sehr individuellen Tagesrhythmus jedes Körpers, mit dem auch die Aktivität unserer Organe, unserer Hormone, unserer Immunzellen im Blut und deren Wirkung im Gewebe, unser Stoffwechsel und unsere geistige Leistungsfähigkeit eng verbunden ist. Das erklärt auch, weshalb der Schlaf zu einer für uns »unpassenden« Tageszeit oft nur wenig zu unserer Erholung beiträgt.

Hinzukommt, dass sich innerhalb eines 24-Stunden-Tages die Phasen maximaler und minimaler Leistungsfähigkeit je nach Menschentyp unterschiedlich verteilen. Vereinfacht gesagt gibt es nämlich Morgen- und Abendtypen. Wenn Sie ein Morgentyp sind, sind Sie bereits früh am Morgen fit und leistungsfähig. Sind Sie ein Abendtyp, ist es gut möglich, dass Sie als Nachtschwärmer zu fortgeschrittener Abendzeit nochmals ein Aktivitätsmaximum entwickeln. Doch auch hier lässt sich nicht jeder so einfach in eine der beiden Kategorien einordnen, denn die

Vielfalt verschiedener Typen ist sehr groß. Es lohnt sich also umso mehr, die eigenen Bedürfnisse so genau wie nur möglich zu erkennen, indem wir beginnen, feinfühlig in uns hineinzuspüren.

Wenn Menschen auf Dauer gegen ihren Körper arbeiten und ihr natürliches Schlafbedürfnis verbiegen, steigt das Risiko gesundheitlicher Probleme. Wenn Sie also zu den Menschen gehören, die einen höheren Schlafbedarf haben, sollten Sie Ihren alltäglichen Lebensrhythmus so gut wie möglich darauf einstellen und Ihr Verhalten entsprechend anpassen.

Psychologisch gesehen steht hinter der Übermüdung öfter auch die selbstschädigende Tendenz, energetisch über die eigenen Verhältnisse zu leben: Die Betroffenen verlangen sich mehr ab, als sie in Wirklichkeit zu leisten imstande sind.

Während diese Selbstausbeutung durch zu wenig Schlaf in jungen Jahren scheinbar noch keine Nebenwirkungen hat, kommt es später, etwa ab dem 30. Lebensjahr, zu einer stetigen Abnahme des Leistungsvermögens und der Regenerationsfähigkeit. Wenn ab diesem Punkt zu wenig in die eigene körperliche Fitness und in eine gute, artgerechte Ernährung investiert wird, so ist dies häufig der Eintritt in eine Abwärtsspirale, durch die die Lebenskraft, die Gesundheit und damit einhergehend auch die Körperhaltung immer stärker in Mitleidenschaft gezogen werden.

In manch anderen Fällen muss man jedoch noch genauer hinsehen, um die möglichen Auslöser von chronischer Müdigkeit und Erschöpfung zu erkennen. Denn auch Probleme mit der Konzentration, Gereiztheit oder Leistungsschwäche können auf einen Erschöpfungszustand hindeuten. Grundsätzlich ist Erschöpfung ein unspezifisches Zeichen, das durch vielfältige Gründe hervorgerufen werden kann. Da Müdigkeit und Erschöpfung auch bei verschiedenen Erkrankungen vorkommen können, ist es bei längerem Auftreten sinnvoll, einen Arzt hinzuzuziehen.

IN ALLEN LEBENSLAGEN DIE KORREKTE HALTUNG?

Jede Verschiebung unserer Haltung hat Auswirkungen auf unseren Körper, die inneren Organe, unser Nervensystem und auf unser körperliches und seelisches Wohlbefinden. Das gilt für die Position unserer Füße und Beine, des Beckens, der Hüften und des Rumpfes, der Hände, Arme und Schultern und des Kopfes.

Da es unendlich viele Möglichkeiten gibt, wie wir uns mit unserem Körper bewegen, welche Positionen wir dabei einnehmen und wie wir die einzelnen Körperregionen zueinander ausrichten können, ist es praktisch unmöglich, von einer allgemein gültigen idealen Körperhaltung zu sprechen, die wir den ganzen Tag über unentwegt einnehmen könnten. Dazu sind das Leben und die Menschen mit den vielen Tätigkeiten, die sie vollführen können, bei Weitem zu vielfältig. Menschen können Handwerker sein, Ärztinnen, Fernfahrer, Bäuerinnen, Paketboten, Politikerinnen oder Büroangestellte, Schwimmerinnen, Kampfsportler, Joggerinnen und vieles mehr. Die dadurch zustande kommende Vielfalt sowohl an individuellen Bewegungsmustern als auch an inneren Haltungen grenzt ans Unendliche.

Es gibt dennoch bestimmte Basis-Positionen, zu denen wir tagtäglich im Stehen und Gehen, im Sitzen und im Liegen immer wieder zurückkommen können, die wir über längere Zeiträume hinweg einnehmen können und in denen uns eine aufrechte, korrekt ausgerichtete und vital-aufgespannte Körperhaltung die meisten Vorteile bringt.

DIE KORREKTE AUSRICHTUNG ALS BASIS, ZU DER SIE IMMER WIEDER ZURÜCKFINDEN

Die korrekt ausgerichtete Körperhaltung brauchen Sie keineswegs die ganze Zcit und 60 Minuten pro Stunde aufrechtzuerhalten. Tatsächlich bemerken viele an sich bereits dann ein wesentlich höheres Leistungsvermögen, mehr Klarheit und Wohlbefinden, wenn sie immer wieder einmal – für zusammengenommen 5 Minuten pro Stunde – ihre korrekt ausgerichtete und vital aufgerichtete Körperhaltung einnehmen. Hervorragend Geübte schaffen es an guten Tagen schon einmal auf einen Durchschnitt von einer Dreiviertelstunde je 60 Minuten.

Egal jedoch, wie gut Sie bereits geübt sind – es gilt: Beim Stehen und Gehen, beim Sitzen und beim Liegen sollten Sie eine aufrechte Körperhaltung als die Basisebene nutzen, zu der Sie immer wieder für einige Minuten zurückkehren können, um sich körperlich wie psychisch zu stabilisieren und in Ihr Gleichgewicht zurückzufinden. Dieses harmonische Wechselspiel, das immer wieder in die korrekte Haltung mündet, erfordert ein gutes Körperbewusstsein.

Dieses entsteht wie von selbst, indem Sie die Übungen in diesem Buch durchführen. Idealerweise machen Sie jede der Übungen nicht nur ein einziges Mal, sondern wiederholen sie immer wieder! Mit zunehmender Übung und Erfahrung werden Sie erleben, wie Sie Schritt um Schritt feinfühliger und kompetenter für Ihre Haltung werden. Zum Beispiel könnten Sie dann bemerken, dass Sie beim Stehen, Gehen und Sitzen immer wieder Ihre Schultern nach vorne eindrehen und Ihre Haltung dadurch krummer wird. Sie können sich dann bewusst und sicher selbst korrigieren, indem Sie die Wirbelsäule vom Steiß bis zum Kronenpunkt aufspannen, die Schultern seitlich fallen lassen und die Vorderseiten der Oberarme leicht nach außen rotieren lassen.

Je geübter Sie werden, desto besser arbeitet auch Ihr »innerer Bodyguard«, der Ihnen hilft, bei sich selbst in guten Händen zu sein und liebevoll, schonend und fördernd mit sich umgehen.

KORREKTE AUSRICHTUNG UND VITALES AUFSPANNEN VERLAUFEN DYNAMISCH

Den ganzen Tag über permanent zu versuchen, in der korrekten Ausrichtung des Körpers zu verharren, wäre – egal ob beim Stehen, Gehen, Sitzen oder Liegen – in den meisten Fällen nicht nützlich. Der Körper braucht Beweglichkeit und dynamische Gegensätze, braucht das Dehnen und das Zusammenziehen der Muskeln, um gut funktionieren zu können.

Allein schon, wenn Sie zum Beispiel beim Gehen den Schwerpunkt von einem Fuß auf den anderen verlagern, führt die Druckverlagerung in Ihren Gelenkknorpeln und Bandscheiben zu einen Massage-Effekt, der Stoffwechselabfälle ab- und wertvolle Nährstoffe in das Knorpelgewebe einfließen lässt und den Körper auf diese Weise stärkt.

Das reine Verharren in einer festen Haltungsposition würde selbst die korrekteste Haltung ad absurdum führen und starr, unsinnig und schädlich machen. Nutzen Sie die Chance, Ihren Körper in bestimmten Abständen immer wieder aufzudehnen und zu strecken. Ob beim Gehen, Stehen, Sitzen oder im Liegen: Sorgen Sie dafür, dass Sie in regelmäßigen Abständen die Monotonie unterbrechen! Unterbrechen Sie jede Stunde das Sitzen komplett, um für 3 bis 5 Minuten umherzugehen oder Bewegungsübungen zu machen. Das Gleiche gilt beim Gehen durch die Stadt oder auch beim Wandern: Stellen Sie sicher, dass Sie sich Abwechslung gönnen, das Laufen unterbrechen, vielleicht, indem Sie für ein paar Minuten auf einer Bank Platz nehmen.

Die Monotonie rechtzeitig zu unterbrechen, ist sinnvoll und gesund. So geben Sie nicht nur Ihren Muskeln, sondern auch Ihrem Gehirn eine willkommene, stärkende Abwechslung. Es ist wichtig, zu verstehen, dass die korrekte Körperhaltung erst dadurch ihren hohen Wert erhält, dass Sie sie nicht unentwegt einnehmen, sondern regelmäßig auch von ihr abweichen. Dadurch können Sie Ihr Energieniveau steigern und sich anschließend wieder gut konzentrieren und besser fühlen. Wichtig ist jedoch, dass Sie nicht dauerhaft in diesen nicht korrekt ausgerichteten Haltungsmustern »steckenbleiben«. Stellen Sie stattdessen sicher, dass Sie stets in Ihre korrekte Körperhaltung zurückzufinden.

Bei Haltungen, in denen wir uns über den Tag hinweg strecken, stemmen und ziehen, drehen und verdrehen oder auch beugen und so die zentrierte Aufrichtung verlassen, entscheidet vor allem die Dauer und die Gewichtsbelastung – z. B. wenn wir dabei eine Last tragen – darüber, ob wir den Körper durch die dadurch entstehenden einseitigen Haltungen überlasten. Doch selbst in solchen Situationen müssen wir davon ausgehen, dass die aufrechte Haltung – wenn in solchen Situationen realisierbar – wesentliche Vorteile mit sich bringt. Dadurch, dass in der korrekt ausgerichteten und aufrecht-zentrierten Haltung auch die statische Haltearbeit der Muskeln nicht so aufwendig ist, ist der Energiebedarf wesentlich geringer. Auch die Gelenke, Bandscheiben und Bänder profitieren, weil sie durch die ausgeglichene Verteilung weniger belastet werden.

DER HANDY-BUCKEL: EIN PHÄNOMEN UNSERES ZEITALTERS

Wenn Sie das nächste Mal in einem Wartezimmer, in einem Zugabteil oder an irgendeinem anderen öffentlichen Ort sind, schauen Sie sich um. Wie viele Menschen haben gerade ihr Mobiltelefon in der Hand? Wie viele von ihnen machen sich krumm, indem sie Kopf und Rücken beugen, während sie es benutzen? So gut wie überall dürfte Ihre Antwort auf diese Frage »viele« lauten.

Fällt es den meisten Menschen schon schwer genug, beim Stehen, Gehen und Sitzen auf die richtige Körperhaltung zu achten, so hat sich seit der Einführung des Smartphones die Haltungssituation für die Mehrheit aller Menschen, die ein Handy als Alltagsbegleiter mit sich führen, nochmals deutlich verschlechtert. Ohne Frage bietet uns das Mobiltelefon jede Menge Vorteile, die wir nicht mehr missen möchten. Wirklich erleichternd kann es mit dem Handy jedoch erst dann werden, wenn wir bei seinem Gebrauch unsere Haltung nicht verbiegen.

Der Physiotherapeut Steve August aus Neuseeland hat Maßnahmen gegen das, was er den »I-Hunch« (angelehnt an den Namen eines Ihnen sicher bekannten Handytyps und zu Deutsch in etwa »I-Buckel«) nennt, entwickelt. Unter meinen Klinikkolleginnen aus der Physiotherapie kursieren hierfür auch Bezeichnungen wie »Text-, SMS- oder Chat-Nacken«.

Maralde Wüsthofen-Hirsch ist langjährig praktizierende Osteopathin, Leiterin eines großen ambulanten Rehazentrums in Fulda und behandelt jedes Jahr Tausende Patienten persönlich. Sie meint hierzu: »Vor über 30 Jahren, als ich mit meiner Ausbildung begann, gab es natürlich auch schon Witwenbuckel und Rundrücken, bei denen vor allem der obere Bereich der Wirbelsäule stark gekrümmt verlief. Klassischerweise waren die Betroffenen bereits Groß- und Urgroßmütter. Oft trug auch die bei Frauen ab 60 weit verbreitete Osteoporose (Verminderung der Knochendichte) ihren Teil dazu bei, dass die Rücken der Patientinnen sich über Jahre und Jahrzehnte hinweg immer weiter in diese Fehlhaltung entwickelten.

Ältere und Hochbetagte mit Rundrücken gibt es heute noch immer. Doch auch in anderen Altersgruppen tritt er immer häufiger auf. Seit den 2010er-Jahren finden sich ganz ähnlich starre Verkrümmungen der Brustwirbelsäule massenweise bei Teenagern! Um das Ausmaß dieser Haltungsfehler zu verstehen, genügt es meist, wenn Sie an öffentlichen Orten Menschen von der Seite anschauen. Und da mittlerweile Smartphones zunehmend auch von Menschen jenseits der 50 regelmäßig genutzt werden, ist das Problem der Smartphone-Haltungsfehler gerade im Begriff, sich um ein Vielfaches in den westlichen Bevölkerungen auszubreiten. Eine krumme Haltung lässt sich noch relativ leicht wieder aufrichten, bei einem ausgeprägten, über Jahre hinweg entstandenen Buckel ist dies jedoch weit schwieriger.«

DIE WIRKUNG VON HANDYS
AUF DIE HALTUNG

Der Kopf eines Erwachsenen wiegt im Durchschnitt rund sechs Kilo. Wenn Sie den Kopf gerade und korrekt ausgerichtet zwischen den Schultern halten, lastet dieses Gewicht harmonisch auf dem Hals, ohne den Körper zu destabilisieren oder ihn zu überlasten. Indem Sie jedoch den Kopf nach vorne beugen, um auf Ihr Handy zu schauen, das Sie auf Höhe Ihrer Hüften oder

Ihres Bauchs halten, müssen Sie Ihren Hals um einen Winkel von etwa 60 Grad nach vorne abwinkeln. Dadurch steigt die effektive Gewichtsbelastung auf die Halswirbel auf gut und gerne 27 kg.

Zur Veranschaulichung dieser massiven Belastungssteigerung nutzt der erwähnte neuseeländische Physiotherapeut und Rückenexperte Steve August folgendes Beispiel: Legen Sie einen Besenstiel mittig auf Ihre offene, ausgestreckte Handfläche und balancieren Sie ihn waagrecht vor Ihren Augen. Dies dürfte Ihnen, außer ein wenig Balancegefühl, nicht viel abverlangen und kaum Mühe kosten. Umgreifen Sie den Stiel nun an seinem Ende. Halten Sie ihn in einem Winkel von ungefähr 60 Grad Richtung Boden. Sie werden schnell merken, dass Sie das Halten des Stiels nun viel Kraft kostet. Genau das müssen auch Ihre Nackenmuskeln vollbringen, wenn Sie sich über Ihr Handy oder Ihr Tablet beugen. Wenn Sie das zwei, drei oder mehr Stunden täglich machen, ist es definitiv kein Wunder, wenn Sie danach über Schmerzen klagen.

Neben akuten Rücken-, Nacken- und Kopfschmerzen wurde Steve August bei seiner klinischen Arbeit auch auf die psychischen Konsequenzen der typischen, krummen Handyhaltung aufmerksam, die sich aus seiner Sicht oft in einem Mangel an Selbstvertrauen und in einer durchaus unterwürfig wirkenden Körpersprache zeigten: »Während die Geräte immer kleiner werden« und nicht mehr – wie der klassische Computer – auf dem Tisch stehend, sondern meistens auf Hüfthöhe positioniert bedient werden, »schwindet die Durchsetzungsfähigkeit der Patienten.«

Die weltweit beachtete US-amerikanische Sozialpsychologin und Körpersprache-Forscherin Amy Cuddy nennt diese nach vorn gebeugte Handyhaltung eine »Ohnmachts-Pose«.

In einem Experiment aus dem Jahr 2013 ging Amy Cuddy gemeinsam mit ihrem Kollegen, dem Sozialpsychologen Maarten Bos, der Frage nach, inwieweit Menschen, die mit stark gekrümmtem Oberkörper ihr Mobilgerät auf Hüfthöhe bedienen, weniger selbstbewusst wirken und handeln als jene Menschen, die über den gleichen Zeitraum einen Computer bedienen, der sich auf Tischhöhe befindet und dadurch seinem Bediener eine aufrechtere Haltung erlaubt.

Die Ergebnisse dieser Studie sind aufrüttelnd: Je kleiner das Gerät und entsprechend niedriger die Arbeitshöhe war, desto kleiner und krummer machten sich währenddessen auch die Probanden. Und: Je kleiner sie sich machten und je mehr Zeit sie in dieser gebeugten, selbstblockierenden Haltung verbrachten, desto hilfloser fühlten sie sich dabei.

Die Resultate, zu denen die beiden Forscher in ihrem Versuch kamen, bezeichneten sie als eine grausame Ironie: »Während viele von uns viele Stunden täglich an kleinen mobilen Geräten arbeiten, oft mit dem Ziel, unsere Produktivität und unsere Effizienz zu steigern, bewirkt die Interaktion mit diesen winzigen Dingern – selbst, wenn es sich nur um geringe Zeitspannen handelt –, dass unser Selbstvertrauen schwindet und dass wir unsere Produktivität und Effizienz möglicherweise unterminieren.«

In einer weiteren Untersuchung fanden Cuddy und Bos heraus, dass nicht nur die Höhe, auf der sich das mobile Endgerät oder der Computer befindet, über die innere und die äußere Haltung mitentscheidet, sondern auch seine Größe. Die Erklärung: Je kleiner das Gerät ist, desto näher sind – wenn wir es beidhändig bedienen – auch die Hände zusammen. Wenn Sie also Ihr Handy beidhändig festhalten und mit beiden Händen an ihm tippen, werden in unmittelbarer Folge auch die Oberarme mehr nach innen rotieren und dadurch die Schultern stärker gebeugt. Es kommt also nicht nur zur Selbsthemmung durch die gekrümmte Wirbelsäule, sondern auch – durch die nach vorne fallenden Schultern – zu einer Hemmung des tiefen, vollen Atems. Der direkte Effekt ist eine verschlechterte Sauerstoffaufnahme und dadurch eine Eintrübung Ihrer Stimmung und Ihres psychischen Leistungsvermögens.

DREI GOLDENE REGELN FÜR EINE GESUNDE HANDY-NUTZUNG

- Wenn Sie viel Zeit vor einem Bildschirmgerät verbringen, wählen Sie dieses Gerät mit Bedacht und gestalten Sie sich den Raum so, dass Sie eine möglichst aufrechte Haltung einnehmen können. Vermeiden Sie eine gekrümmte Grundhaltung aufgrund einer zu niedrigen Arbeitshöhe.

- Bedienen Sie Ihr Handy nach Möglichkeit nur über kurze Zeitphasen beidhändig, da hierdurch das Risiko zunimmt, dass Sie dauerhaft mit den Oberarmen nach innen rotieren und die Schultern nach vorne beugen. Achten Sie stattdessen darauf, dass Oberarme und Schultern gut ausgerichtet sind und Sie Ihr Handy – wann immer möglich – nur mit einer Hand berühren. Falls Sie es nicht vermeiden können, das Handy über mehrere Minuten beidhändig zu bedienen, sorgen Sie im Anschluss für eine ausgiebige Aufdehnung Ihrer Arme, Ihrer Schultern und Ihres Brustkorbs, um Muskeln, Nerven und Gehirn wieder in einen harmonisierenden Ausgleich zu bringen.

- Halten Sie Ihr Handy so oft wie möglich auf Augenhöhe, wenn Sie es bedienen. Sorgen Sie dabei für die vitale Aufspannung Ihrer Wirbelsäule vom Steiß bis hinauf zum Kronenpunkt. Auch wenn Ihnen diese Haltung zu Anfang vielleicht ungewohnt vorkommen mag, werden Sie schon bald bemerken, wie befreiend, entlastend, klärend und stärkend diese Haltung sich auf Ihren Körper und zugleich auf Ihre Gefühls- und Gedankenwelt auswirkt.

ATMUNG

Das freie, tiefe und volle Atmen ist – wie auch die korrekt ausgerichtete, vital aufgespannte Haltung – eine unserer natürlichsten Körperfunktionen überhaupt. Was sie im Vergleich zu vielen anderen Körperfunktionen so besonders macht, ist, dass wir lernen können, sie in jedem Augenblick bewusst und direkt zu regulieren und zu harmonisieren.

Ihr Atem versorgt Sie mit lebenswichtigem Sauerstoff und sorgt für die Ausscheidung von giftigem Kohlendioxid aus dem Körper. Je besser Ihre Atmung funktioniert, desto besser stehen auch Ihre Chancen, sich wohl und gut zu fühlen und ein Leben in Gesundheit und mit einem hohen Leistungsvermögen zu führen. Das gilt sowohl für die körperliche als auch für die geistige Ebene.

Je tiefer und fortgeschrittener Sie sich mit Ihrem Atem beschäftigen, desto deutlicher werden Sie feststellen, welchen entscheidenden Einfluss Ihre korrekt ausgerichtete Körperhaltung auf die Qualität Ihrer Atmung hat. Und beides, sowohl die Qualität Ihrer Körperhaltung als auch die Qualität Ihrer Atmung, haben das Potenzial, sich entweder gegenseitig einzuschränken oder sich wechselseitig zu begünstigen.

JE BESSER IHRE ATMUNG, DESTO BESSER IHRE HALTUNG

Je besser, freier und gesünder Sie atmen, desto günstiger wirkt sich das auf Ihre Haltung aus. Und Sie können Ihre Atmung sogar bewusst dazu nutzen, um Ihre Körperhaltung zu korrigieren.

Viele Menschen leben die meiste Zeit ihres Lebens lediglich mit einem kurzen, flachen Atem. Einer der häufigsten Gründe dafür ist, dass sie sich eine Rundrückenhaltung angewöhnt haben, die eine natürliche, weite Ausdehnung des Zwerchfells und damit auch Ihrer beiden Lungenflügel deutlich einschränkt. Eine freie, vitale Atmung findet deswegen bei vielen Menschen nur noch dann statt, wenn sie sich zum Beispiel beim Meditieren oder beim Yogatraining eigens auf ihren Atem konzentrieren.

Wenn sie jedoch nach dem Training wieder die korrekte Haltung aufgeben und für einen Großteil ihrer Zeit erneut in den Rundrücken verfallen, hat das die fatale Konsequenz, dass auch die Atmung wieder abflacht und dass vorwiegend hoch oben und eng im Brustkorb geatmet wird. Das führt nicht nur zu einer Verringerung der Sauerstoffversorgung, sondern auch zu einer Vielzahl von weitreichenden Problemen für die Gesundheit und das Wohlbefinden.

Ein natürlich-tiefer, freier Atem – darüber herrscht bei Therapeuten wie auch bei Forscherinnen bereits seit Jahrzehnten Einigkeit – ermöglicht uns nicht nur ein höheres körperliches und geistiges Leistungsvermögen, sondern fördert, wie die korrekte Körperausrichtung auch, unsere psychische Stabilität sowie die Qualität unserer Gedanken und Gefühle. Je besser wir atmen, desto leichter können sich günstige Eigenschaften wie Besonnenheit, Selbstbewusstsein, Zuversicht und Selbstvertrauen in uns entfalten. Schon allein deshalb sollte eine möglichst ungehemmte, freie Atmung nichts Besonderes sein, das wir nur in einer speziellen Trainingsstunde praktizieren, sondern vielmehr eine gute Angewohnheit, die zu unseren andauernden, alltäglichen Begleitern im Leben gehört. In der Freizeit, bei der Arbeit, in Zeiten von großer Belastung und natürlich auch in Zeiten, in denen wir ruhen, schlafen und uns erholen.

Doch damit nicht genug. Der Atem ist ein hoch wirksames Instrument zur körperlichen Aufrichtung. Er kann Sie sogar dabei unterstützen, körperliche Fehlhaltungen wie auch psychische Niedergeschlagenheit zu überwinden. In einigen der Übungen zur Haltungskorrektur (siehe »Übungsstufe 1« ab »Das Becken« ab S. 91) finden Sie daher auch ein paar kleine, jedoch hoch effektive Atemübungen, die Sie dabei unterstützen können, mithilfe des Atems das Zusammenspiel Ihrer Muskeln im gesamten Körper zu entdecken, zu erforschen und für sich zu nutzen.

Forscher, die sich mit den Wechselwirkungen zwischen Körper und Psyche beschäftigen, haben herausgefunden, dass sich dadurch unser Körpergefühl, die Qualität unserer Bewegungen, unserer inneren und äußeren Haltung sowie die Fähigkeit, auch unter Belastungen gelassen zu entspannen und konstruktiv zu denken und zu handeln, entscheidend verbessern lassen.

LERNEN SIE IHREN ATEM ZU SPÜREN UND ZU LENKEN

Der Atem lässt sich, solange wir uns auf ihn konzentrieren, gut beeinflussen. Sobald wir aber das Bewusstsein wieder auf andere Dinge – zum Beispiel unsere Arbeit – richten, fallen wir oft erneut in unsere gewohnten, manchmal ungünstigen und unbewussten Atemmuster zurück.

Viel bessere Aussichten, wirklich dauerhaft in eine gesunde, tiefe Vollatmung zu kommen, ergeben sich, wenn Sie sich angewöhnen, über den Tag hinweg immer wieder in eine gute, korrekt ausgerichtete und vital aufgespannte Körperhaltung zu finden. Dadurch erhalten alle Organe im Brust- und im Bauchraum genügend Platz. Das Zwerchfell, welches sich genau zwischen diesen beiden Bereichen befindet, erhält so die Möglichkeit, sich freier zu bewegen. Alle Organe und deren Funktionen – vom Herz über die Lunge bis hin zu allen Bauchorganen – profitieren davon.

Wenn Menschen mit belastenden Zuständen wie Angst, Konflikten und innerer Unruhe zu tun haben, kann dies die Atmung deutlich einschränken. Oft kommt es dann zu einer verminderten Zwerchfellbewegung, wodurch jeder einzelne Atemzug flacher, kürzer und nicht mehr bis tief in den Bauchraum hinein erfolgt. Zusätzlich führen viele negative Emotionen zu einer verschlechterten Körperhaltung. Dadurch wird der Druck auf den Brust- und Bauchraum noch weiter vergrößert und das Zwerchfell wird als Impulsgeber der Atmung in seiner Aktivität abermals eingeschränkt. Die Atemzüge werden kürzer und flacher und auch die Stimmungslage droht sich haltungsbedingt abermals zu verschlechtern.

Indem Sie das bewusste Spüren- und Lenken-Lernen einer gesunden, vollen Atmung mit der korrekten, vital-aufgespannten Körperhaltung kombinieren, bietet sich Ihnen dadurch die großartige Chance, wirksam eine bessere Gesundheit, ein höheres Leistungsvermögen und nicht zuletzt auch eine angenehmere Gefühlslage zu erlangen.

ÜBUNGEN

Für alle Übungen empfehle ich Ihnen eine aufrechte Körperhaltung. Wenn Sie die Übungen im Stehen machen möchten, so ist es am sinnvollsten, dass Sie sich dazu möglichst in allen Körperbereichen korrekt ausrichten und in Füßen, Beinen und der Wirbelsäule in die vitale Aufspannung finden. Wenn Sie im Sitzen üben, lautet meine Empfehlung, auf den Sitzbeinhöckern Platz zu nehmen und die Wirbelsäule bis nach oben zum Kronenpunkt vital aufzuspannen. Achten Sie zudem darauf, dass auch die Schultern, die Arme und die Hände auf natürliche, korrekte Weise ausgerichtet sind.

ATMEN IN EINER BEWUSST EINGENOMMENEN FEHLHALTUNG

Es kann auch sehr lehrreich sein, die Atemübungen zu machen und dabei bewusst Haltungsfehler, wie zum Beispiel einen Rundrücken, nach vorne fallende Schultern oder nach innen gedrehte Oberarmachsen, einzubauen. Denn wenn Sie ganz bewusst und achtsam Haltungsfehler machen und währenddessen versuchen, tief durchzuatmen, werden Sie schnell erkennen, wie fatal Fehler in der Körperhaltung die Atmung behindern und beeinträchtigen können. Im Anschluss sollten Sie jedoch jede Atemübung mit korrekt eingenommener Körperhaltung abschließen, um in Ihrem Muskelgedächtnis einen positiven Erinnerungsanker zu hinterlassen.

ATEMÜBUNG 1: DIE »LAOTSE-ATMUNG« ODER DER »ZWEITE WIND«

Bevor Sie mit der ersten Atemübung beginnen, sollten Sie sich in Ihre korrekt ausgerichtete, vital aufgespannte Körperhaltung begeben.

Die Übung umfasst nicht mehr als gerade einmal zwei Atemzüge. Trotzdem vermag sie einiges im Organismus zu bewegen.

Beginnen Sie mit der Übung, indem Sie ausatmen. Wenn sie vollkommen ausgeatmet haben, atmen Sie einmal ganz tief ein und atmen Sie dann mit fast geschlossenen Lippen (im Fachjargon »Lippenbremse«) in 20 oder – wenn Sie können – sogar mehr direkt aufeinanderfolgenden, kleinen Schüben stoßweise wieder aus.

Atmen Sie danach wieder tief ein. Damit ist die Übung auch schon beendet, und Sie sollten sie definitiv nicht direkt wiederholen, denn das könnte die Wirkung der Übung im schlimmsten Fall wieder aufheben.

Wenn Sie mögen, können Sie die Übung auch mehrfach täglich machen, dann jedoch immer so, dass mindestens eine, besser sogar zwei Stunden, dazwischenliegen.

Vielleicht werden Sie sich anfangs schwertun, ganze 20 dieser kleinen Atemschübe hintereinander auszustoßen. Mit der Zeit und zunehmender Übung werden Sie allerdings Ihre Fähigkeiten weiterentwickeln und vielleicht sogar bei 30, 40, 50 oder mehr Atemschüben pro Übung landen.

Um Ihre Atemtechnik dabei noch präziser zu machen, können Sie jedem der kleinen Atemschübe den Tonlaut »F« verleihen, sodass es sich anhört wie »F-f-f-f-f-f-f-f-f-f-f-f-f-f-f-f«.

Viele Menschen, einschließlich mir selbst, fühlen sich während und unmittelbar nach dieser Übung geistig sehr klar. Daher können Sie die Laotse- Atmung auch hervorragend zur Verbesserung Ihrer Konzentrationsfähigkeit einsetzen.

Auf Ihren Körper wirkt die Übung gleich mehrfach. Zum einen führt sie durch die vielen schnell aufeinanderfolgenden Ausatmungen zu einer Entkrampfung Ihrer Atemhilfsmuskeln, welche sich in den Zwischenräumen Ihrer Rippen befinden. Dadurch können Sie in der Folgezeit tiefer durchatmen und über das lange Ausatmen mehr Kohlendioxid entgiften. Zum anderen sorgt das tiefe Ausatmen dafür, dass Sie beim nächsten Atemzug besonders viel Sauerstoff in Ihren Körper hereinholen.

Gleichzeitig bietet diese Atemtechnik auch dem zentralen Nervensystem und dem »Bauchhirn«, also dem Nervenzentrum im Bauch, eine Reset-Taste: Falls Sie sich nervlich also gerade in einem Modus der Überlastung befinden, können Sie auf diese Weise einen effektiven Entlastungsimpuls setzen. Zu guter Letzt wirkt die Übung auch noch entkrampfend und aktivierend auf Ihr Zwerchfell, das als wichtigster Atemmuskel für eine gesunde, möglichst volle und tiefe Atmung sorgt.

ATEMÜBUNG 2: SCHRITT FÜR SCHRITT IN DIE NATÜRLICHE VOLLATMUNG

Auch diese Atemübung ist einfach zu erlernen. Trotzdem kann sie eine beeindruckende Wirkung auf Ihre Gesundheit und Ihr Wohlbefinden haben.

Schritt 1: Die korrekte Körperhaltung einnehmen

Stellen Sie sich möglichst aufrecht hin oder legen Sie sich gerade hin. In beiden Fällen sollten Kopf, Nacken und Wirbelsäule möglichst in einer Linie sein. Wenn Sie die Übung im Stehen ausführen, achten Sie darauf, dass Sie von Beginn an mit dem ganzen Körper Ihre korrekt ausgerichtete, vital aufgespannte Körperhaltung einnehmen.

Schritt 2: Flankenatmung

Atmen Sie zunächst in den linken Lungenflügel. Auch wenn es sich vielleicht schwierig anhört, werden Sie sehen, dass Sie das überraschend einfach können, wenn Sie sich darauf konzentrieren. Atmen Sie insgesamt 5-mal in den linken Lungenflügel ein und aus.

Als Nächstes machen Sie fünf Atemzüge mit dem rechten Lungenflügel.

Und dann atmen Sie in beide Lungenflügel gleichzeitig ein. Vielleicht denken Sie, dass Sie dieses In-beide-Lungenflügel-Einatmen ohnehin immer machen. Aber indem Sie es nun bewusst tun, können Sie vielleicht schon einen Unterschied spüren. Können Sie wahrnehmen, wie die korrekte

Aufspannung des Körpers den gesamten Rumpf freier werden lässt? Wie dadurch Ihre Atmung noch voller wird?

Schritt 3: In die Aufrichtung atmen

Als Nächstes atmen Sie nun für drei Atemzüge so tief nach unten, bis Sie das Gefühl haben, bis unterhalb der Sitzbeinhöcker hinunterzuatmen. Wenngleich wir mit der Lunge an sich natürlich nicht so tief nach unten atmen können, können Sie mit dieser Übung dennoch einiges bewegen und vom Bewusstsein her die Körperräume in Ihrem Unterleib besser für sich erschließen.

Anschließend atmen Sie drei Atemzüge senkrecht nach oben, so, als ginge es bis über den Kopf hinaus. Vielleicht können Sie dabei merken, wie ein Lufthauch in Ihrem Kopf aufsteigt.

Und nun atmen Sie zur gleichen Zeit nach unten und nach oben: Atmen Sie senkrecht nach unten und nach oben, in beide Richtungen und so weit in jede Richtung, wie Sie können. Senkrecht nach unten bis auf Ihren Sitz und senkrecht nach oben bis über den Kopf. Spüren Sie nach, wie es sich anfühlt, so zu atmen. Können Sie wahrnehmen, wie auch hier die korrekte Ausrichtung und das vitale Aufspannen Ihnen ermöglichen, noch tiefer und voller zu atmen? So gelangt noch mehr Sauerstoff in den Körper und der Körper kann sich noch wirksamer von unnötigem Kohlendioxid befreien.

Schritt 4: Front- und Rückenatmung

Atmen Sie drei Atemzüge in die Vorderseite von Brustkorb und Bauch. Danach atmen Sie drei Atemzüge in die Hinterseite von Brustkorb und Bauchraum. Gehen Sie dann dazu über, gleichzeitig nach vorne und nach hinten zu atmen und den Brust- und Rückenbereich noch weiter aufzudehnen, während Sie weiter die vitale Aufspannung und die korrekte Ausrichtung beibehalten.

Schritt 5: In die natürliche Vollatmung finden

Und nun atmen Sie von der Mitte, vom Herzraum, ausgehend gleichzeitig nach allen Seiten: nach senkrecht unten und oben, nach vorne und nach hinten. Dabei können Sie sich, wenn Sie mögen, vorstellen, wie Sie mit Ihrem Atem in die verschiedenen Richtungen weit über Ihre Körpergrenzen hinausgehen. Nehmen Sie auch diesmal wahr, wie die Tiefe Ihrer Atmung Ihre Körperhaltung unterstützt und auch umgekehrt die Aufrichtung Ihres Torsos die tiefe Atmung fördert.

Diese Atemübung verbessert nicht nur auf der materiellen Ebene Ihre Sauerstoffversorgung, sondern auch Ihre Wahrnehmung und Ihr Bewusstsein für sich selbst.

ATEMÜBUNG 3: DIE UNTERSCHIEDE VON FLACHER UND TIEFER ATMUNG KENNENLERNEN

Haben Sie schon einmal darauf geachtet, wie eng Ihre Atmung an Ihre Gefühle gekoppelt ist? Wenn Sie sich an angenehme Dinge – Orte, Tätigkeiten – oder freundliche Personen erinnern, ist das in den allermeisten Fällen mit einer tiefen Bauchatmung verbunden. Sie atmen sowohl tief ein als auch tief aus. Denken Sie hingegen an unangenehme Momente zurück, werden Sie umgehend beginnen, flach und hoch oben im Brustkorb zu atmen. Um diese Zusammenhänge gut zu verstehen, ist die nun folgende Übung hervorragend geeignet.

Schritt 1: Die Hände platzieren

Legen Sie unterhalb Ihres Brustbeins eine Hand auf Ihre Bauchdecke. Legen Sie die andere Hand auf die gegenüberliegende Schulter.

Schritt 2: In eine schöne Erinnerung vertiefen

Denken Sie nun zurück an einen besonders angenehmen, schönen Moment, den Sie einmal erlebt haben. Welche Hand bewegt sich? Wenn die untere Hand sich bewegt hat, dann haben Sie aus dem Bauch geatmet. Sollte es die obere Hand gewesen sein, dann haben Sie hoch oben im Brustkorb geatmet. Die Wahrscheinlichkeit ist sehr hoch, dass Sie beim Gedanken an die angenehme Situation tief unten in den Bauch geatmet haben.

Schritt 3: An etwas Unangenehmes denken

Denken Sie nun an etwas, das Sie überhaupt nicht gern tun. Es sollte wirklich etwas sein, das Sie immer wieder aufschieben. Welche Hand hat sich jetzt bewegt?

Schritt 4: Erkennen Sie den Unterschied?

Denken Sie erneut an etwas Angenehmes und beobachten Sie den Unterschied. Verlagert sich Ihre Atmung erneut von flach-oben nach tief-unten?

Wenn Sie möchten, können Sie diese Übung wiederholen und dabei an unterschiedliche Personen oder Aktivitäten denken. Sie werden ähnliche Reaktionen feststellen.

Da nicht nur der Geist auf den Körper wirkt, sondern Sie auch über den Körper Ihre Gefühlswelt beeinflussen: Können Sie sich vorstellen, welchen Einfluss eine tiefe Bauchatmung in schwierigen oder belastenden Situationen auf Ihre mentale Einstellung und Ihre Gefühlslage haben kann? Machen Sie Ihre eigenen Erfahrungen, indem Sie in der nächsten belastenden Situation daran denken, bewusst die tiefe Bauchatmung durchzuführen.

Sogar dann, wenn ein Mensch Schmerzen aufgrund einer Verletzung hat, kann er mit seiner Art zu atmen entweder zur Verstärkung oder zur Abmilderung dieser Schmerzen beitragen. Nehmen wir an, diese Person hätte sich verhoben und leidet nun unter Rückenschmerzen, oder sie hätte sich gestoßen und ein schmerzhafter Bluterguss würde ihr zu schaffen machen. Bei solchen Verletzungen neigen die meisten von uns – allein schon wegen der Schmerzen – dazu, sich zu verkrampfen. Als Reaktion darauf verziehen wir das Gesicht, ziehen die Schultern nach oben und rotieren mit den Oberarmen nach innen. Wir geben die vitale Aufspannung in der Wirbelsäule auf, indem wir uns verkrümmen, und atmen flach, hoch oben im Brustkorb, anstatt voll und tief in den Bauch hinein.

Dadurch geben wir den Alarmsystemen des Körpers jedoch genau das verkehrte Signal – nämlich, dass noch immer allerhöchste Gefahr droht. Und so schüttet der Körper weiter Stresshormone aus, was die Situation noch verschlimmert. Die Fähigkeit des Körpers, sich zu erholen, wird herabgedrosselt und die Selbstheilungskräfte werden vermindert. Zu diesen Effekten kann es sogar kommen, wenn uns äußerlich überhaupt nichts passiert ist. Beispielsweise in einer Gefahrensituation wie einer Notbremsung mit dem Auto oder wenn wir uns erschreckt haben. Durch die Gefahr, die der Organismus in dieser Situation erkennt, sind wir innerlich »mental verletzt« und schütten Stresshormone wie Adrenalin, Noradrenalin und Cortisol aus.

Sobald wir uns allerdings im Klaren darüber sind, dass uns nichts passiert ist, sollten wir bewusst den Ausstoß weiterer Stresshormone stoppen, indem wir aufhören, flach und hoch im Brustkorb zu atmen, und stattdessen dazu übergehen, voll und tief in den Bauch hinein Luft einzuatmen und ebenso voll wieder auszuatmen.

ATEMÜBUNG 4: SCHMERZEN LINDERN UND DIE HEILUNG FÖRDERN

Mit dieser speziellen Methode des Atmens signalisieren Sie Ihrem Nervensystem, keine weiteren Stresshormone mehr auszustoßen. Je weniger Stresshormone ausgeschüttet werden, desto besser wird der gesamte Körper entlastet. Auf diese Weise können Erholungs- und Heilungsprozesse schneller verlaufen.

Schritt 1: Einen Notfall vorstellen

Verhalten Sie sich, als würde Ihnen der rechte Fuß wehtun. Gehen Sie in diesem Bewusstsein im Raum umher.

Schritt 2: Einatmen bei Belastung

Atmen Sie ein, wenn Sie mit dem rechten Fuß auftreten. Dies ist eine schädliche Art des Umgangs mit einer Verletzung oder mit Schmerzen, die sich jedoch viele Menschen im Laufe ihres Lebens angewöhnt haben. Das genaue Gegenteil wäre viel gesünder für uns.

Schritt 3: Ausatmen bei Belastung

Verhalten Sie sich weiter so, als ob Ihr rechter Fuß schmerzen würde. Diesmal jedoch mit einem anderen Atemmuster: Atmen Sie dieses Mal aus, wenn Sie mit dem Fuß auftreten. Wenn Sie dieses neue Muster wiederholt einüben, können Sie Ihre Atem-Nerven-Empfindungsachse neu vernetzen.

Jeder von uns, der Rückenprobleme oder andere Schmerzen hat, wird, wenn er darauf achtet, merken, dass er sehr leicht dazu neigt, bei Schmerzen flach und hoch oben im Brustkorb zu atmen. Doch genau das Gegenteil wäre richtig: Wir müssen bewusst üben, tief aus dem Bauch heraus zu atmen und dabei das Ausatmen zu betonen. Das führt zu weniger Stresshormonen und zugleich zu mehr Wohlfühl- und Erholungshormonen im Körper.

Sie können diesen Zusammenhang auch feststellen, wenn Sie zum Beispiel eine Massage erhalten. Wenn der Masseur dabei eine empfindliche Stelle trifft, atmen Sie aus. Dadurch bewirken Sie selbst eine Verbesserung Ihrer Behandlung durch Ihr eigenes, kompetentes Zutun.

In den alten Kampfkünsten wie auch in vielen weiteren asiatischen Bewegungskünsten wird die faszinierende Wechselwirkung von Atem und Gesundheit traditionell bereits seit Jahrhunderten überliefert. Doch auch in unserer modernen westlichen Welt machen sich immer mehr Berufsgruppen diese Zusammenhänge zunutze. So etwa in der Geburtsvorbereitung, der Stressbewältigung und – zumindest im Spitzenbereich – in immer mehr Sportarten. Im Breitensport war es vor allem die Fitnesswelt, die zuerst die Anwendung von Atemtechniken für einen besseren Trainingserfolg systematisch nutzte. Noch in den 1970er-Jahren absolvierten viele Trainierende ihr Krafttraining so, dass sie während der besonders anstrengenden Phasen einer Übung einatmeten. Dadurch schafften es manche von ihnen zwar, kurzfristig mit höheren Gewichtsbelastungen zu trainieren. Zugleich stieg jedoch auch die Verletzungsrate.

Je verbreiteter das Wissen über den Zusammenhang von Atmung und Hormonausschüttung wurde, desto mehr Trainer begannen damit, ihren Schülerinnen und Schülern beizubringen, beim anstrengenderen Teil der Kraftbewegungen auszuatmen. Das Verletzungsrisiko sank, während der gesundheitliche Wert des Trainings zunahm.

WIE IHRE ATMUNG AUCH DIE QUALITÄT IHRER KOMMUNIKATION BEEINFLUSST

Natürlich gibt es durchaus Situationen, in denen es um Leben oder Tod gehen mag und in denen der Adrenalinausstoß unsere Rettung sein kann. Doch wenn wir entspannt mit jemandem kommunizieren, ist der Ausstoß von Stresshormonen unbegründet und nicht von Vorteil. Vielleicht können Sie sich an eine Situation erinnern, in der Sie von einem anderen Menschen verbal angegriffen wurden. Die wahrscheinlichste Reaktion darauf ist es, flach und hoch oben im Brustkorb zu atmen. Dies ist unsere reflexartige Reaktion. Um jedoch in dieser Situation besonnen zu reagieren und das Gehirn einsetzen zu können, muss dieses mit Sauerstoff versorgt werden, was wiederum nur durch tiefes Atmen in den Bauch hinein erreicht werden kann. Wir sollten also üben, auch in solch stressigen verbalen Situationen tief und voll bis in den Bauch hinein einzuatmen. Um allein dadurch schon ruhiger, klarer und besonnener mit anderen Menschen in Kontakt treten zu können.

WARUM IHRE HALTUNG SOGAR IHR IMMUNSYSTEM BEEINFLUSST

Wir haben bereits verstanden, dass wir unsere Gefühle in hohem Maße durch die Art unserer Körperhaltung mitsteuern können. Doch was hat all dies mit dem Immunsystem zu tun, dem Teil unseres Organismus also, der für die Abwehr von Krankheitserregern sowie für das Verhindern von Entzündungen und Krankheit zuständig ist?

Seit einiger Zeit erforschen Wissenschaftler, inwieweit sich die Qualität unserer Gefühle auch auf das Immunsystem auswirken kann. Dabei zeigten sich sensationelle Ergebnisse: Angst, Ärger und Einsamkeit können das Leistungsvermögen des Immunsystems in beträchtlichem Maße mindern. Dauerstress kann ein gewichtiger Risikofaktor für viele Krankheiten sein – sowohl körperlich als auch auf der seelischen Ebene. Doch auch durch unsere Körperhaltung können wir maßgeblich auf die körpereigene Abwehr Einfluss nehmen. Denn wie wir gesehen haben, können wir durch die Art, wie wir uns ausrichten, schwächend oder regulierend auf unsere Gefühle einwirken. Je besser wir es also verstehen, die Macht der Haltung für uns einzusetzen, desto mehr profitiert auch unser Immunsystem.

WIE IHRE GEFÜHLE IHR
IMMUNSYSTEM STEUERN

Bei einer Studie aus dem Jahr 2013 dokumentierten Forscher aus Freiburg, Granada und Innsbruck die täglichen Stimmungen und Gedanken einer Probandin. Begleitend legten sie eine Sammlung ihrer Urin- und Blutproben an. Die Auswertung zeigte: Wenn die Frau Stress und viele belastende Gefühle hatte, sich besonders überfordert fühlte, traurig war oder das Gefühl hatte, ausgeschlossen zu sein, verschlechterte das auch ihre Immunabwehr und es konnten deutlich erhöhte Entzündungswerte im Blut nachgewiesen werden.

Wenn sich solche Gefühlszustände ständig wiederholen, ist der Körper schlechter gegen Krankheiten gewappnet. Das Immunsystem hat eigene Mechanismen zur Krankheitsbekämpfung und zur Aktivierung von Selbstheilungskräften. Wenn es zu fehlerhaften Zellteilungen kommt, kann die körpereigene Abwehr das normalerweise erkennen. Fresszellen beseitigen dann die mutierten Zellen. Ein Übermaß an emotionalem oder beruflichem Stress kann das System jedoch aus dem Gleichgewicht bringen. Wenn von der Hypophyse im Gehirn aus zu häufig Signale über die sogenannte Stressachse an die Nebenniere gesendet werden, bildet sich eine Übermenge des Stresshormons Cortisol und die Immunabwehr verschlechtert sich. Im schlimmsten Fall werden mutierte oder kranke Zellen nicht mehr beseitigt. Dann kann sich aus einer fehlerhaften Zellfunktion eine Erkrankung entwickeln.

EIN VOLLKOMMEN NEUES BILD
VOM IMMUNSYSTEM

Das Feld der Wissenschaft, welches sich mit genau diesen Wechselwirkungen zwischen Psyche, Nervensystem und Immunsystem beschäftigt, wird von Fachleuten als Psychoneuroimmunologie bezeichnet. Dass Stress eine Gesundheitsgefahr darstellt, ist längst bekannt. Die Weltgesundheitsorganisation WHO bezeichnet chronischen Stress als eine der größten Gesundheitsgefahren des 21. Jahrhunderts. Bereits vor rund dreitausend Jahren gingen Ärzte davon aus, dass Körper und Geist eine Einheit bilden. Die Psychoneuroimmunologie nahm diese Zusammenhänge genauer unter die Lupe und fand heraus: Nicht nur körperlicher, sondern auch psychischer Stress im Übermaß beeinträchtigt das Immunsystem.

»Es ist erwiesen, dass ein Krankheitserreger, ein Sonnenbrand oder ein Beinbruch sehr ähnliche Reaktionskaskaden erzeugen wie Zorn über den Partner, Angst um den Arbeitsplatz oder Stress bei einer Prüfung«, sagt der Arzt und Psychologe Christian Schubert, einer der gefragtesten Experten der Psychoneuroimmunologie an der Universität Innsbruck.

»Noch vor 40 Jahren«, so Schubert, »waren Mediziner der Meinung, dass unser Immunsystem unabhängig arbeitet, und mit weiteren Bereichen des Körpers kaum in Verbindung steht. Mittlerweile«, so Schubert weiter, »weiß man jedoch: Das Immunsystem ist keineswegs ein Einzelgänger! Es sollte niemals isoliert betrachtet werden, sondern immer als Teil eines Teams, das aus Psyche, Gehirn, Muskeln und den weiteren Organen besteht.« Diese »Teammitglieder« stehen in einer engen Verbindung zueinander und wirken in jeder Sekunde gegenseitig aufeinander ein.

WELCHE ROLLE SPIELT DIE KÖRPERHALTUNG FÜR DAS IMMUNSYSTEM?

Je genauer Sie lernen, Stress besser wahrzunehmen und rechtzeitig gegenzusteuern, desto besser sorgen Sie auch für Ihr Immunsystem. Ausreichend Erholung, genügend Bewegung und bessere

Körperfitness, eine gesundheitsfördernde Ernährungsweise und auch das Lösen von inneren Konflikten sind dabei grundlegende Faktoren.

Und welche Rolle spielt dabei die Körperhaltung? Durch die Körperhaltung können Sie aktiv Ihre inneren Organe, den Bewegungsapparat und erst recht die Qualität Ihrer Gefühle beeinflussen. Korrekt ausgerichtet und vital aufgespannt, senden Sie auch dem Immunsystem wertvolle Impulse, um dessen bestmögliche Fitness zu fördern. Manchmal vielleicht sogar die entscheidenden Impulse.

Die Psychoneuroimmunologie unterscheidet zwischen akuter und chronischer Stresseinwirkung. Bei akutem Stress wird der Körper kurzfristig leistungsfähiger, die Immunaktivität wird erhöht und die natürlichen Killerzellen, die zum Beispiel Tumorzellen abtöten können, werden aktiver. Der Organismus wappnet sich also besser. Damit einher geht auch eine gesteigerte Entzündungsaktivität. Diese kann kurzfristig helfen, Erreger besser abzuwehren. Aber wird ein solcher Zustand wiederholt aktiviert – wie bei chronischem Stress – kann das den Körper schwächen.

Dabei ist emotionaler Stress genauso bedrohlich wie körperlicher. Häufig kommt es zu einem Anstieg des Blutdrucks, das Herz rast, der Magen krampft und die Muskelspannung nimmt zu. In beiden Fällen, bei akuten wie auch bei chronischen Stressbelastungen, kann eine gute Haltung dafür sorgen, dass sich Körper und Geist positiv regulieren.

Oft folgt bei negativer Stimmung und zu viel Stress auch die Körperhaltung nicht mehr der korrekten Ausrichtung. Doch genauso funktioniert auch der umgekehrte Weg: Immer wieder berichten Menschen von den faszinierenden Effekten auf ihre Gefühlswelt, wenn sie erst einmal damit begonnen haben, ihre Körperhaltung zu korrigieren. Sie schwärmen davon, wie ihnen die Verbesserung ihrer Körperhaltung zu einer vollkommen neuen, sichereren inneren Haltung und zu einer stabileren, von mehr Leichtigkeit, Konstruktivität und Zuversicht geprägten Gefühlswelt verholfen hat. Die Lebensqualität verbessert sich. Sogar Stresssituationen, die sie früher völlig überfordert hätten, konnten sie nun mit der neuen Körperhaltung viel gelassener, klarer und mit einem tiefen Vertrauen bewältigen. Belastungen im Alltag, die sie früher krank gemacht hätten, wurden auf diese Weise zu Herausforderungen, aus denen sie viel öfter nicht nur unversehrt, sondern sogar gestärkt hervorgehen konnten.

Anders als unsere Vorfahren, die als Jäger und Sammler viel in Bewegung waren, verbringen die meisten Menschen heute einen großen Teil des Tages in einer sitzenden Position. Das ist nicht nur für den Bewegungsapparat, Herz und Leber ungünstig, weil Bewegung wichtige Prozesse im Stoffwechsel anstößt, sondern hat noch weitere Konsequenzen: Wenn Sie über mehrere Stunden täglich gekrümmt am PC sitzen, nimmt Ihr Körper das in erster Linie nicht als Ihre Arbeit wahr, sondern evolutionsbedingt als eine Haltung, die mit negativen Gefühlen verbunden ist.

Wir können davon ausgehen, dass in der Menschheitsgeschichte seit jeher eine solche Körperhaltung mit Angst und Traurigkeit verbunden ist. Wenn dann auch noch über den Tag hinweg im Stehen die vitale Aufspannung fehlt und die Körperkrümmung auch abends auf dem Sofa und später im Bett ihre Fortsetzung findet, wird immer deutlicher, weshalb so viele Menschen sich in einer chronischen Grundstimmung der Niedergedrücktheit, der Traurigkeit, der Überforderung und der Erschöpfung wiederfinden, obwohl doch die Lebensbedingungen an sich oft in Ordnung zu sein scheinen. Beziehen wir nun noch die Erkenntnisse der Psychoneuroimmunologie mit ein, wird der ungünstige Effekt einer schlechten Körperhaltung auf die körpereigene Abwehr offensichtlich.

DURCH HALTUNGSKORREKTUR GEFÜHLE
UND KÖRPERABWEHR REGULIEREN

Für den Fall, dass es gerade keinen Grund zur guten Laune gibt, kann man sowohl die Seele als auch den Körper dazu einsetzen, die Situation zu ändern. Das bloße Anschauen von Bildern oder Filmen oder das Lesen einer Geschichte, die Sie fesselt, könnten bereits die Stimmung anheben und dafür sorgen, dass die Anzahl verschiedener Immunzellen zunimmt. Auch können Sie in schwierigen Situationen überprüfen, ob Ihre Körperhaltung die korrekte Ausrichtung verlassen hat, und falls ja, können Sie ausprobieren, ob es Ihnen nützt, wenn Sie sich wieder korrekt ausrichten und in die vitale Aufspannung zurückfinden.

Doch die so harmonisierte Gefühlswelt sorgt nicht nur dafür, dass die Produktion von Entzündungsstoffen und Stresshormonen gesenkt wird. Sie sorgt auch für die vermehrte Ausschüttung des Glückshormons Dopamin im Gehirn. Dopamin regt wiederum das Immunsystem an, mehr Fresszellen zu aktivieren und auf diese Weise Krankheitserreger zu bekämpfen. Auch die Anzahl weiterer günstiger Stoffe, zum Beispiel von Antikörpern im Blut, kann auf diese Weise deutlich ansteigen.

Das bedeutet jedoch nicht, dass wir prinzipiell jeden Anflug von negativen Gefühlen direkt über die Korrektur der Körperhaltung abfangen müssten. Denn negative Emotionen haben durchaus auch einen nützlichen Wert. Wut, Traurigkeit, Enttäuschung, Unruhe und Eifersucht sowie auch das Gefühl eines »gebrochenen Herzens« gehören nun einmal definitiv zur natürlichen Vielfalt unserer Empfindungen dazu. Grundsätzlich ist es sogar ein gewisses Zeichen von Gesundheit, diese Gefühle wahrnehmen zu können, anstatt – wie es vielfach geschieht – sie zu verdrängen. Wer gelernt hat, negative Gefühle anzuerkennen und konstruktiv mit ihnen umzugehen, kann dadurch nicht nur besser mit den Widrigkeiten in seiner Umgebung umgehen, sondern ist auch in der Lage, eigene innere Reifungsprozesse zu durchlaufen. Große Probleme kann es bereiten, wenn Menschen viele ihrer Gefühle nicht spüren, weil sie in der Vergangenheit lernen mussten, sie zu verdrängen und wegzudrücken. Dies kann zu schweren Überlastungen und zu Problemen in der Beziehungsfähigkeit mit sich selbst und auch mit anderen Menschen führen. Aber man kann lernen, diese Gefühle wieder wahrzunehmen und sich bei Bedarf mittels der Körperhaltung selbst zu regulieren. Machen solche Probleme den Betroffenen sehr stark zu schaffen oder liegt ihnen gar ein Trauma zugrunde, lohnt es sich oft, einen kundigen Therapeuten hinzuzuziehen.

Forscher haben herausgefunden, dass sowohl Probleme mit der Selbstwahrnehmung als auch mit der Selbstregulierung häufig mit einem deutlichen Verlust an vitaler Aufspannung und korrekter Körperausrichtung einhergehen. Zugleich gilt jedoch auch hier der Umkehrschluss: Die Forscherinnen gehen davon aus, dass Menschen mit einer Vielfalt an Emotionen ihre Gefühle besser regulieren und damit das eigene Verhalten gezielter an den Alltag anpassen können. Je besser die betreffende Person wieder in die korrekte Ausrichtung und die vitale Aufspannung des Körpers zurückfindet, desto besser kann sie auch wieder ihre Gefühle wahrnehmen.

KORREKTE HALTUNG ALS BASISTHERAPIE

In einigen, sehr fortschrittlichen Kliniken und Praxen nutzen Therapeutinnen und Therapeuten den faszinierenden Zusammenhang von Haltung und Gefühlswelt bereits ganz gezielt, um psychische Probleme wie zum Beispiel Depressionen oder Erschöpfungszustände erfolgreich zu behandeln. Doch auch bei vielen anderen gesundheitlichen Problemen, insbesondere zur Stärkung des Immunsystems, könnte das besonnene Korrigieren der Körperhaltung als ein wertvolles Heilmittel dienen. Es wird jedoch nach wie vor viel zu selten genutzt.

WIE IHRE KÖRPERHALTUNG IHRE AUSSTRAHLUNG BEEINFLUSST

Der weltbekannte österreichische Psychiater und Kommunikationsforscher Paul Watzlawick formulierte: »Man kann nicht nicht kommunizieren!« Ganz besonders gilt dieser Satz für den Eindruck, den wir aufgrund unserer Körpersprache bei unseren Mitmenschen hinterlassen. Ohne auch nur ein einziges Wort zu verwenden, treten wir durch den Ausdruck unseres Körpers mit anderen Menschen in einen intensiven Kontakt.

Wissenschaftler sind sich sicher, dass unsere Körpersprache – Jahrmillionen vor der Entwicklung der Wortsprache entstanden – die älteste und auch heute noch elementarste Form der Kommunikation für uns Menschen darstellt. Dabei vermittelt uns der Ausdruck nur einer einzigen Körperhaltung mehr als tausend Worte. Da unser Unterbewusstsein ohne Pause die körpersprachlichen Signale unserer Mitmenschen aufnimmt und auswertet, hat folglich jede körperliche Regung unseres Gegenübers eine direkte emotionale Reaktion bei uns zur Folge.

Das führt dazu, dass wir bereits innerhalb von nur wenigen Sekunden unser Gegenüber zum Beispiel als chaotisch und unruhig wahrnehmen, ohne dass es etwas gesagt hätte. Oder es als sympathisch, klar und souverän empfinden und uns dementsprechend bei ihm wohlfühlen. Und auch unsere eigene Körpersprache kann bei unserem Gegenüber Verwirrung, Ärger und Ablehnung auslösen – oder aber Klarheit, Wohlwollen und Sympathie.

Ob wir uns dessen nun bewusst sind oder nicht: Wir können nicht nicht wirken. Und über unsere Körperhaltung wirken wir ganz besonders stark auf unsere Mitmenschen.

ATTRAKTIVITÄT WIRD MASSGEBLICH DURCH DIE KÖRPERHALTUNG MITBESTIMMT

»Oft kann man Klienten schon an ihrer Haltung ansehen, ob es ihnen gut geht oder nicht«, sagt Ellen Tarnow. Sie gehört zum erlesenen Kreis der wenigen, sehr erfahrenen Körperpsychotherapeutinnen in Deutschland. Als ausgewiesene Fachfrau beschäftigt sie sich seit mehr als drei Jahrzehnten mit den wechselseitigen Einflüssen, die Psyche und Körper aufeinander ausüben. Aufgrund ihres tiefen Verständnisses für dieses Thema konnte sie am Eichgrund Institut für Integrative Gestalttherapie (E. I. G.), welches sie gemeinsam mit ihrem Mann Christopher Tarnow in der Nähe von Groß-Umstadt gegründet hat und leitet, schon unzähligen Menschen, die zuvor als »austherapiert« oder »hoffnungslose Fälle« galten, helfen, ihre körperliche und psychische Gesundheit wiederzugewinnen. »Selbst ungeschulte Augen können im Alltag von deiner Haltung Rückschlüsse auf deine Person ziehen«, sagt sie. »Denn wann immer Menschen anderen Menschen begegnen, sorgen ihre innere Gefühlswelt, ihre Stimmungen und ihre inneren Überzeugungen auch für eine entsprechende Außenwirkung durch den Körper.«

Dieser körperliche Ausdruck, über den wir mit anderen in Kontakt gehen, besteht hauptsächlich aus unserer Mimik, Gestik, unserem Stand, Tonfall, unserer Stimme und Atmung und – all diese Faktoren miteinander verbindend – aus unserer Körperhaltung. Über jeden einzelnen dieser Faktoren haben Forscher viel Interessantes herausgefunden. Doch jeder einzelne ist in seiner Wirkkraft beeinträchtigt, wenn der Körper nicht stimmig ausgerichtet ist. Dadurch, wie wir unseren Körper halten, wirken wir intensiv auf unsere Mitmenschen. Physiotherapeutinnen, Fitnesstrainern, Ärztinnen und Psychologen ist bekannt: Die Körperhaltung beeinflusst die Ausstrahlung eines Menschen oft stärker als teure Kleidung, Bodybuilding, Cremes oder Schönheitsoperationen.

Manche Menschen lassen sich liften, andere bauen durch Krafttraining ihre Muskeln auf, machen Diäten oder lassen sich Körperfett absaugen – alles, um attraktiver auf andere Menschen zu wirken. Doch die Haut kann noch so straff, die Muskeln an Brust und Bizeps noch so prall und der Körperfettanteil noch so ideal sein – wenn die Körperhaltung nicht korrekt ausgerichtet, entspannt-aufgespannt und zentriert ist, werden all diese Versuche, attraktiver zu wirken, nur von (zum Teil deutlich) begrenzter Wirkung sein.

Wieder andere Menschen verzichten auf schönheitschirurgische Veränderungen und unzählige Stunden im Trainingsraum und wirken trotzdem auf ganz natürliche Weise hoch attraktiv. Sie haben eine bemerkenswert anmutige, gewinnende und lebenskräftige Ausstrahlung. Manchmal wirken sie mit ihrer lebendigen Präsenz, ihrem Elan und ihrer Ausgeglichenheit auch ein bisschen frischer und jünger, als es ihr tatsächliches Alter vermuten lassen würde. Einer der wesentlichen Faktoren für diese Wirkung ist oftmals die Körperhaltung dieser Personen.

Von meinen Seminarteilnehmern, Patientinnen und Klienten erhalte ich immer wieder die Rückmeldung, dass sie sich um Jahre verjüngt fühlen, nachdem sie an ihrer natürlich zentrierten, aufgerichteten Haltung gearbeitet haben. Doch nicht nur ihr eigenes Befinden, sondern auch die Wirkung, die sie auf ihre Mitmenschen haben, verändert sich. So werden sie von ihren Partnerinnen, Angehörigen, Freundinnen, Arbeitskollegen und manchmal sogar von wildfremden Menschen auf ihre veränderte, energetischere Ausstrahlung angesprochen. Das ist eines der schönsten Feedbacks für meine Arbeit überhaupt!

Ein Vorbild in Sachen Körpersprache, das den meisten Menschen ein Gefühl von Klarheit, Balance und Souveränität vermittelt, sind übrigens die berühmten afrikanischen Wasserträgerinnen, die ihre Gefäße kilometerweit auf dem Kopf tragen und sich dabei zwangsläufig korrekt ausgerichtet und vital aufgespannt halten müssen, um durch die lange Gewichtsbelastung keinen Schaden davonzutragen. Entsprechend stark, anmutig und würdevoll wirken diese Frauen denn auch auf uns. Mit einer krummen, kollabierenden Körperhaltung wäre dies nicht machbar.

Aber auch bei uns in Mitteleuropa gilt: Ob privat oder beruflich, am Schreibtisch, an der Werkbank oder auf der Baustelle: Eine zentrierte, aufgerichtete, entspannt-aufgespannte Haltung ist nicht nur der Schlüssel zu mehr Lebensqualität, einer günstigen inneren Einstellung und einem höheren Leistungsvermögen, sondern eben auch zu einer besseren körpersprachlichen Wirkung auf unsere Kollegen und unsere Kundinnen: Man steht zu sich, man stellt sich der Welt und wirkt so klarer, souveräner und kraftvoller.

INTEGRIEREN SIE DIE KORREKTE KÖRPERAUSRICHTUNG IN IHR SPORTTRAINING

Immer mehr Menschen trainieren ihren Körper im Fitnessstudio. Manche mit dem Ziel, ihren Körperfettanteil zu reduzieren, andere, um mehr Muskelmasse zu gewinnen oder um allgemein leistungsfähiger zu werden. Wieder andere kombinieren beide Ziele miteinander. Häufig erreichen sie zwar tatsächlich diese angestrebten Ziele und sehen nach einem Jahr wesentlich schlanker oder muskulöser aus, doch sie wirken oft nicht wirklich gesünder, zufriedener oder mit mehr Lebenskraft ausgestattet. Trotz der Erfolge in puncto Ausdauer und Muskelmasse fühlen sich viele von ihnen im Alltag nach wie vor schnell erschöpft, ausgelaugt und nur wenig fokussiert. Ihr Tatendrang, ihre Lebenslust, ihre Fähigkeit zu Zuversicht und Konstruktivität im Leben haben trotz des Trainings nicht zugenommen.

All das kann viele Gründe haben. Ein wesentlicher Grund liegt meist darin, dass sie zwar fleißig und regelmäßig ihr Cardio- und Krafttraining absolviert haben, ihre von Beginn an oftmals deutlich fehlerhafte Körperhaltung dabei aber nicht korrigiert haben. Der Körper hat sich verändert und manchmal hat sich auch die psychische Befindlichkeit verbessert. Aber die Macht der Haltung wurde im Trainingsplan völlig übersehen. Wären die Trainer im Fitnessstudio doch auch mit der elementaren Wichtigkeit des Haltungstrainings betraut gewesen, dann

hätten sie gemeinsam mit ihren Schützlingen weit mehr erreichen können! Und das bei einem minimalen zeitlichen Mehr-
aufwand.

NUTZEN SIE DIE KORREKTE KÖRPERAUSRICHTUNG AUCH FÜR IHR WORK-OUT

Egal ob Krafttraining, Ausdauer- oder Koordinationstraining,
ob Team- oder Einzelsport: All Ihre Bewegungsabläufe funktionieren umso besser, je günstiger und korrekter Sie dabei Ihren
Körper ausrichten.

Ein funktionaler Körper braucht Stärke und Raum

»Die gesündesten Menschen sind diejenigen, die Kraft mit
Raum im Körper verbinden. Sie sind flexibel und haben die
Kraft, diese Flexibilität zu nutzen. Und sie haben einen großen Bereich an Bewegung, Haltung und Symmetrie.« – Diese
Worte stammen von der Finnin Fatima Witick. Sie ist eine weltweit beachtete Lehrerin für Ballett, Turnen, Yoga und Pilates.
Mit der Formulierung »Raum im Körper« meint sie die Fähigkeit zur Ausrichtung und Aufspannung, die allen Organen, Gelenken, Sehnen, Bändern und Muskeln den Raum ermöglicht,
sich frei und kraftvoll zu bewegen. Trainiert der Mensch lediglich Grundfähigkeiten wie Kraft, Koordination oder Ausdauer
und verpasst es, den Körperstrukturen durch die korrekte Haltung genügend Raum zu geben, kann nach Ansicht von Fatima
Witick der Körper sein Potenzial nicht entfalten und wird sich
stattdessen selbst blockieren. Trotz allen Trainings bleibt er
dann hinter seinen Möglichkeiten zurück und kann von all den
schweißtreibenden Aktivitäten nur begrenzt profitieren.

Wie Sie sich beim Training korrekt ausrichten und vital aufspannen

Bevor Sie die Prinzipien der korrekten Körperausrichtung und der vitalen Aufspannung auch in Ihre Körperhaltung beim Sport integrieren, sollten Sie die natürliche Grundhaltung (wie in Übungsstufe 1 ab Seite 58 beschrieben) so gut verinnerlicht haben, dass Sie sie routiniert beherrschen und sie auch im Alltag immer wieder praktizieren.

Denn viele sportliche Bewegungen sind sehr komplex und verursachen zudem – etwa durch Sprünge, Streckungen, blitzartige Richtungswechsel oder durch Training mit Gewichten – Belastungen, die vielfach höher sind als Ihr eigenes Körpergewicht. Wenn dann dieser Zwischenschritt des fundierten, besonnenen Einübens und schrittweisen buchstäblichen Verkörperns im Alltag übersprungen wird und Sie direkt die neuen Haltungsmuster in Ihre Sportart einfließen lassen, kann es passieren, dass es zu nachteiligen, für den Körper und die Psyche unvorteilhaften und sogar risikoreichen Verfälschungen der Trainingsbewegungen kommt.

Daher gilt: Gewöhnen Sie sich die korrekte Ausrichtung und die vitale Aufspannung des Körpers zuerst im Alltag an. Erst dann erfolgt Schritt für Schritt auch die Übernahme in Ihr sportliches Training.

Natürlich kann es sein, dass es Ihnen zu Beginn schwerfällt, die korrekte Körperausrichtung auch in Ihrem Sport- oder Fitnesstraining einzunehmen. Am Anfang mag es Ihnen vielleicht noch sehr ungewohnt erscheinen, beim Krafttraining an einem Gerät auf die korrekte Körperhaltung zu achten. Doch es lohnt sich: Beginnen Sie mit der korrekten Haltung der Füße und der Beine. Integrieren Sie danach die korrekte Aufspannung der Körpermitte, der Wirbelsäule und der Schultern. Beachten Sie schließlich auch die korrekte Ausrichtung der Arme, der Hände und des Kopfes. Versuchen Sie, jedem Körperbereich seine bestmögliche Haltung zu ermöglichen.

Schritt für Schritt werden Sie immer besser erkennen, welchen Unterschied es etwa macht, wenn Sie an die korrekte Ausrichtung der Füße denken, während Sie joggen, Gymnastik betreiben, sich dehnen oder Gewichte stemmen.

Oft können Sie im Fitnessstudio Trainierende beobachten, die nicht nur beim Stehen und Gehen, sondern sogar beim Stemmen von Gewichten sehr fehlerhaft ausgerichtet sind. Weit verbreitet sind auch Jogger, die mit gekrümmtem, abgeknicktem Oberkörper und schlecht ausgerichtetem Kronenpunkt ihre Runden drehen. Welche teils fatalen Auswirkungen dies auf die Gesundheit der Wirbelsäule und des übrigen Bewegungsapparats hat, ist den Sportlern in diesen Situationen nicht bewusst. Doch chronische Abnutzungen und gehäuft wiederkehrende akute Verletzungen sprechen oft Bände. Auch kann sich durch die gekrümmte Haltung die Lunge nur schlecht entfalten, da der Brustkorb in dieser Position zu wenig Beweglichkeit besitzt. Die Atmung wird flacher. Das führt dazu, dass im Blut weniger Sauerstoff ankommt, was die Betroffenen nicht nur schwächer, sondern auch müder und unkonzentrierter werden lässt.

Indem Sie dagegen von Kopf bis Fuß korrekt ausgerichtet sind und Sie insbesondere die Wirbelsäule von ihrer Basis bis hinauf zum Kronenpunkt aufspannen, werden Sie eine Reihe positiver Effekte schon in den ersten Trainingsdurchgängen an sich wahrnehmen können. Der Atem wird tiefer und versorgt Ihr Gehirn mit ausreichend Sauerstoff. Zusätzlich geben Sie Ihrem Körper durch die tiefen Atemzüge das Signal, dass er sich entspannen kann. Die Aufspannung der Wirbelsäule schenkt Ihnen nicht nur eine höhere Körperstabilität, sondern erlaubt Ihnen auch auf der geistigen Ebene mehr mentale Stärke, Klarheit und Souveränität.

Gleichen Sie Ihre Haltung mit der Haltung der besten Sportler ab

Lassen Sie sich während Ihres Trainings oder auch im Wettkampf fotografieren und per Video aufnehmen. Analysieren Sie diese Aufnahmen. Was fällt Ihnen bei Ihrer Haltung auf? Vergleichen Sie Ihre Körperhaltung während Ihrer Aktivität mit der oft mustergültigen, dynamischen Haltung der jeweils Besten Ihres Sports. Schulen Sie Ihren Blick. Fallen Ihnen Unterschiede auf? Wenn ja: welche? Benennen Sie diese für sich. Besinnen Sie sich nun auf die natürlichen Grundgesetze der korrekten Körperausrichtung, die Sie in diesem Buch gelernt haben. Auch wenn sich nicht jedes Haltungsprinzip dieses Buches im Verhältnis eins zu eins auf jede einzelne – zugegeben manchmal sehr komplexe – Körperhaltung im Sport übertragen lässt, werden Sie sie dennoch von Mal zu Mal weiter und selbstverständlicher in Ihre Grundhaltung beim Sport übertragen lernen. Mitunter kann es zudem sehr günstig sein, zusätzlich einen Haltungsexperten zurate zu ziehen, der Sie auf Ihrem Weg zu Ihrer bestmöglichen Trainingshaltung fachkundig begleitet. So zum Beispiel einen qualifizierten Trainer, eine Physiotherapeutin oder eine Orthopädin. Doch denken Sie daran: Es sollte in jedem Fall ein Experte sein, der auch selbst das verkörpert, was er anderen beibringen möchte.

Nutzen Sie auch beim Work-out die Macht der Gewohnheit für sich

All dies ist, wie so vieles im Leben, ein Umlernprozess, an dessen Ende neue, für den Körper bessere Gewohnheiten stehen. Es kann sein, dass Sie am Anfang denken: »Die neue Haltung verwirrt mich und ich kann mich gar nicht voll auf den eigentlichen Sport konzentrieren.«

Doch es wird schnell leichter. Und nach einer Weile will der Körper nichts anderes mehr, verlangt geradezu nach seiner korrekten Ausrichtung und Aufspannung. Auch Ihr Gehirn verändert sich durch das Haltungstraining. Die Verbindungen zwischen den Nervenzellen werden stärker oder schwächer.

Nicht selten formulieren Trainierende nach nur wenigen Sporteinheiten mit der neuen Haltung: »Das ist ja entspannender als jede Meditation«, »Ich kann es kaum glauben, aber ich fühle mich nicht nur eindeutig besser beim Training, sondern auch meine Leistungen sind wie von selbst nach oben gegangen. Ich fühle mich jetzt nach dem Training viel weniger gerädert als früher«. Auch Kommentare wie: »Meine Rücken- und Kopfschmerzen sind deutlich weniger geworden« oder: »Wow! Das Training war zwar fordernd, aber zu guter Letzt eben auch entspannend« sind nicht selten.

Das zeigt uns: Auch die korrekte Ausrichtung des Körpers beim Work-out ist letztlich nur eine Frage der Übung. Sobald das neue Körperbewusstsein dauerhaft mitmacht, ohne zu kollabieren, wird auch das körpergerechte Sporttraining zu einem Genuss. Alle Bereiche des Körpers haben genügend Raum und keine Position eines fehlgehaltenen Körperbereichs geht mehr auf Kosten eines anderen. Dann ist die Vitalisierung durch eine bessere Haltung auch beim Training angekommen.

Leider gibt es nur wenige Sportarten und Trainingsmethoden, bei denen die Schulung einer gesunden Haltung fest zur Basisausbildung gehört. Gerade Freizeitsportler achten oftmals nur auf die äußeren Muskelschichten, deren Aktivität sehr leicht und deutlich wahrnehmbar sind. Vital aufgespannt zu sein bezieht sich jedoch auf die tiefliegenden, skelettnahen, sogenannten autochthonen Muskeln. Und auch die korrekte Ausrichtung der einzelnen Körperbereiche zu einem harmonischen, stimmigen Ganzen erfährt in vielen Sportarten viel zu wenig Beachtung, weil die Aufmerksamkeit meist zu schnell auf das »Gewinnen«, das Unterbieten von Zeiten oder – wie bei den Ballsportarten – auf das Handling von Bällen oder Sportinstrumenten wie Schlägern oder anderen Geräten gerichtet wird. Die Frage nach dem bestmöglichen Umgang mit dem eigenen

Körper gerät angesichts dieser dominanten Themen oft aus dem Blick.

Und so können wir festhalten: Für jede Sportart und für jede Trainingsmethode wäre eine fundierte Haltungsschulung genau die richtige Grundlage für ein gesundes Weiterkommen und Sich-selbst-Entwickeln. Mit dem Ziel, dass jeder einzelne Trainierende nicht nur leistungsfähiger und attraktiver wird, sondern auch als vollständiges Individuum sein nächsthöheres Level in Sachen Gesundheit und Wohlbefinden erreichen kann.

GUTE HALTUNG GEWINNT: ENTSCHLÜSSELN SIE DIE KÖRPERHALTUNG DER CHAMPIONS

Um zu verstehen, wie wichtig die korrekte Ausrichtung und die vitale Aufspannung tatsächlich ist, um das Risiko einer schädlichen Körperbelastung minimal zu halten und zugleich den bestmöglichen Trainingserfolg sicherzustellen, ist es sehr lehrreich, wenn wir uns die Körperhaltung von echten Spitzenathleten anschauen.

Haben Sie schon einmal darauf geachtet, mit welcher Präzision Athleten auf Weltklasse-Niveau in praktisch allen Sportarten ihren Körper halten? Sie sind in höchstem Maße davon abhängig, dass ihr Körper gut und möglichst wenig anfällig gegenüber Verletzungen funktioniert. Ob nun im Gewichtheben, im Sprint oder anderen Leichtathletik-Disziplinen, in den Kampfsportarten aber auch im Teamsport: Wenn Sie gezielt auf die Haltung dieser Spitzenleute achten, wird Ihnen bei so gut wie allen immer wieder eine große Gemeinsamkeit auffallen. Sowohl in Situationen des Alltags als auch beim Training und im Wettkampf nehmen sie – wann immer möglich – eine korrekt ausgerichtete, vital aufgespannte Körperhaltung ein. Sie gehen aufrecht. Sie haben einen klaren Blick und geben durch ihre aufrechte Haltung zu verstehen: Ich bin voll da. Sie atmen tief und ruhen in vielen Situationen in sich selbst. Allein durch ihre körperliche Anwesenheit vermitteln sie anderen Zutrauen, Sicherheit und Stärke. Sie haben einen stabilen Stand und oft strahlen sie als Männer eine starke Männlichkeit und als Frauen eine starke Weiblichkeit aus.

Ihr Zwerchfell ist in seiner bestmöglichen, natürlichen Position ausgerichtet und kann sich frei bewegen. So können sie tief, frei und voll atmen, haben viel Sauerstoff und sind konzentriert, klar und dazu in der Lage, angemessen und zielstrebig zu reagieren. Die Verdauungsorgane, die Entgiftungsorgane (Leber und Nieren) und auch die hormonproduzierenden Organe (zum Beispiel Nebennieren, Gebärmutter und Eierstöcke) liegen frei und ohne übermäßigen Druck. Das hat bei Frauen auch einen günstigen Einfluss auf den Zustand und die Funktion der Vulva, der Klitoris und der Vagina und bei Männern auf den Zustand und die Funktion des Penis und der Hoden. Das lässt sie auch in sexueller Hinsicht oft einen Tick attraktiver wirken als ihre körperlich nicht so gut ausgerichteten Konkurrenten.

Viele Top-Champions und deren Trainerinnen und Trainer haben früh erkannt, dass durch eine körperliche Haltungskorrektur auch die Fähigkeit zu einer vorbildlichen Selbstführung, Disziplin und Professionalität geschult, gestärkt und verfeinert wird, und haben sich bei Experten Hilfe gesucht. Sie lassen sich speziell beraten, um ihre Haltung zu optimieren. Besonders wichtig dabei: die Stärkung ihrer inneren Haltung, die Belastbarkeit unter vermehrtem Stress, die mentale Stabilität im Wettbewerb, die Fähigkeit, auch unter hohem Druck zuversichtlich, konstruktiv und fokussiert zu bleiben – alles Faktoren, die letztlich auch die sportliche Trainings- und Wettkampfleistung gravierend beeinflussen.

In entscheidenden Situationen – ob in Sachen Selbstmotivation und Disziplin, im Training oder auch im Wettkampf, etwa wenn es darum geht, selbst unter schwersten Bedingungen durchzuhalten, noch eine Leistungsstufe höher zu schalten oder sich durchzusetzen – kann die Haltung eine entscheidende Rolle spielen. Seit mehr als zehn Jahren berate ich Spitzensportler der absoluten Weltklasse. Diese Frauen und Männer sind sich zutiefst bewusst, dass auf ihrem extremen Leistungsniveau jedes einzelne Prozent ihres Potenzials das entscheidende sein kann. Einige von ihnen berichten mir, wie die korrekte Ausrichtung und das vitale Aufspannen ihnen nach Jahren der Stagnation nochmals entscheidende Leistungszuwächse ermöglicht haben.

DEHNEN: EIN HÄUFIG UNTERSCHÄTZTES HEILMITTEL FÜR KÖRPER UND SEELE

Widmen wir uns nun einem häufig unterschätzten, aber sehr wichtigen Element des körperlichen Fitnesstrainings: dem Dehnen. Dehnen hilft unter anderem, muskuläre Verkürzungen zu vermeiden, das Verletzungsrisiko zu minimieren, die Beweglichkeit zu verbessern, die Regeneration zu unterstützen und auch das psychische Wohlbefinden zu steigern.

Wenn ein Muskel gut gedehnt ist, führt das zu einen besseren Stoffwechsel. Dadurch kann er zum Beispiel mehr Nährstoffe aus dem Blut aufnehmen und sich nach einer schweren Belastung schneller und besser regenerieren. Gut gedehnte Muskeln können durch den verbesserten Stoffwechsel auch mehr Energie speichern und diese Energiespeicher während des Trainings einfacher und schneller bereitstellen. Sie bewegen sich also energetischer. Zugleich werden durch den verbesserten Stoffwechsel Abfallprodukte und toxische Stoffe schneller aus den Muskeln abtransportiert. Auf Dauer führt Dehnen zu mehr Kraft und Ausdauer, obwohl die Muskulatur geschmeidiger ist.

Gleichzeitig wird durch das Dehnen die Bildung der Substanz Titin angeregt, die im Muskel die Ruhespannung verbessert. Das macht die Muskulatur stabiler, fester, bewegungssicherer und weniger anfällig für Krämpfe, Zerrungen und andere Verletzungen.

Die einzelnen Muskelfasern, aus denen jeder Muskel zusammengesetzt ist, bestehen aus kleinsten ineinandergeschobenen Fasern, sogenannten Filamenten, die winzig kleinen Widerhaken ähneln. Die eine Sorte dieser Filamente sorgt dafür, dass sich der Muskel zusammenziehen kann, während die andere Sorte den Muskel bei der Entspannung zusammenhält.

Beim Dehnen wird die Muskelfaser bis zu einem gewissen Toleranzpunkt in die Länge gezogen. Durch das Dehnen wird der Muskel nicht ausgeleiert oder dauerhaft länger, sondern er zieht sich immer wieder in seine Ruheposition zurück. Der Nutzen von regelmäßigen Dehnübungen liegt nun darin, dass das Gehirn auf eine höhere Dehnungstoleranz hin trainiert wird. Das hat nicht nur den Vorteil, dass sich Ihre Muskeln mit zunehmender Dehnungsfähigkeit besser von Belastungen regenerieren, sondern auch, dass Sie in Momenten der inneren Belastung und Anspannung einen tieferen Entspannungsreiz an das Gehirn senden können. In den Muskeln befinden sich nämlich feine Sensoren, die dem Gehirn ständig den Dehnungsgrad mitteilen.

Wenn ein Muskel über längere Zeit nicht genügend Dehnungstraining erfährt, spricht man zwar oft von »verkürzter Muskulatur«. Genau genommen befindet sich der Muskel selbst jedoch in seinem natürlichen Ruhezustand. Lediglich die kleinsten Fasern des Muskels, die Filamente, haben sich sehr weit ineinandergeschoben und dadurch den Muskel wie eine eingefahrene Teleskop-Antenne zusammengeschoben, weil das Gehirn mangels Trainings kaum Dehnungstoleranz für diesen Muskel vorgesehen hat.

Körperpsychotherapeuten, die sich mit den Wechselwirkungen zwischen unseren Muskeln und der Psyche beschäftigen, gehen davon aus, dass auch unsere psychische Belastbarkeit von einer verbesserten, harmonischeren Ruhespannung in den Muskeln positiv profitieren kann und Menschen mit gut gedehnter Muskulatur auch in psychisch belastenden Momenten besser mit Stress umgehen können.

Da jeder einzelne Muskel Ihres Körpers ständig Impulse an das Nervensystem aussendet, können Sie durch Dehnübungen auch Ihrem Gehirn sehr förderliche, entspannende und harmonisierende Impulse zukommen lassen. Indem Sie in Momenten der inneren Anspannung Ihre Muskeln dehnen, signalisieren Sie der Psyche, dass die Belastung nun nachlässt und eine Phase der Entspannung beginnt. Hormone des Wohlbefindens und der Entspannung wie zum Beispiel das Serotonin werden ausgeschüttet. Sie werden bemerken, wie sich ein zufriedenes Gefühl einstellt und Sie im Handumdrehen mehr Zuversicht und Konstruktivität empfinden können.

DIE PASSENDE FORM DES DEHNENS FINDEN

Es gibt grundsätzlich zwei verschiedene Arten, um die Muskeln zu dehnen, Sehnen und Bändern gesunde Impulse zu geben und sie dadurch geschmeidiger und leistungsfähiger zu machen.

Statisches Dehnen

Bei diesem klassischen Stretching behält man die Dehnung für eine längere Zeit (etwa 15 bis 30 Sekunden) bei, meist mit zwei oder drei Wiederholungen pro Muskelgruppe. Um den Entspannungsreiz für Muskel und Gehirn größtmöglich zu gestalten, empfehlen Physiotherapeuten einen einmaligen Dehnungsreiz pro Muskelgruppe von 120 Sekunden.

Dynamisches Dehnen

Hierbei wird der Muskel nicht konstant gestretcht, sondern abwechselnd in die Länge gezogen und wieder gelockert. Eine wippende Bewegung ist typisch für dynamisches Dehnen.

Beide Grundarten des Dehnens können auch miteinander gemischt werden. Um sowohl das statische als auch das dynamische Dehnen für sich selbst umfassend kennenzulernen und die am besten für Sie passenden Dehnungsübungen zu finden, empfehle ich Ihnen eine fachliche Einführung durch eine Trainerin oder einen Physiotherapeuten. Je nachdem, ob Sie sich beim Dehnen nur einer einzelnen Muskelgruppe widmen oder größere Körperbereiche dehnen möchten, kann eine Dehnungseinheit lediglich Sekunden oder gut und gerne auch 30 Minuten dauern.

POSITIVE EFFEKTE DER MUSKELDEHNUNG

- Verbesserung der Muskeldurchblutung
- Verbesserung der Beweglichkeit von Gelenken, Sehnen und Bändern
- Beschleunigung der Regeneration des Körpers
- Vorbereitung der Muskulatur auf schwere Belastungen
- Entspannung von Körper und Geist
- Erhöhung des allgemeinen Wohlbefindens

DIE GOLDENEN FÜNF: KÖRPERÜBUNGEN ZUR REGULATION DER GEFÜHLSLAGE

In Sekundenschnelle die Stimmung verbessern? Besser mit Stress umgehen? Entspannen? Sich selbstsicherer fühlen? Ist das möglich? Die Antwort lautet: definitiv ja. In diesem Buch haben Sie bisher gelernt, wie Sie hierzu im Stehen, Gehen, Sitzen und Liegen in die günstigste Grundhaltung finden können.

In dem nun folgenden Teil habe ich Ihnen eine Auswahl einfacher und zugleich hoch wirksamer Körperübungen zusammengestellt, mit denen Sie in Sekundenschnelle, quasi wie auf »Knopfdruck«, Ihre Stimmung, Ihre Denkweise und somit auch die Qualität Ihrer Handlungen verbessern können. Sie erhalten zusätzliche Werkzeuge, um in besonders belastenden Situationen die enge wechselseitige Beziehung zwischen Ihrem Körper und der Qualität Ihrer Gefühle intensiver für sich zu nutzen. Belastungsspiralen, wie sie leicht entstehen, wenn körperliche Fehlhaltung und eine negative Stimmung sich gegenseitig verstärken, lassen sich mit ihnen unterbrechen und sogar umdrehen.

Das bedeutet nicht, dass sich mit den folgenden Übungen sämtliche psychische Probleme im Handumdrehen lösen und psychische Erkrankungen heilen lassen würden. Erst recht nicht, dass wir schwerwiegende unverarbeitete Emotionen einfach verdrängen und uns mit einer korrekten Körperhaltung »betäuben« sollten. Denn: Wir lassen den Rücken ja nicht grundlos einfallen, die Schultern nicht von ungefähr nach vorn hängen.

Das Reflektieren und Verarbeiten der eigenen Gefühle, die zu einer Fehlhaltung beigetragen haben könnten, sind immens wichtig. Wenn einem Menschen schwere psychische Probleme, ein Schicksalsschlag oder sogar eine psychische Erkrankung zu schaffen machen, ist es wichtig, professionelle psychologische Hilfe in Anspruch zu nehmen. Auch bei tiefer Trauer sollten diese Haltungsübungen nicht das alleinige Mittel der Wahl sein, sondern unbedingt das Gefühl der Trauer ausgelebt werden.

Für Alltagssituationen jedoch, in denen wir uns gern anders fühlen, anders denken und anders handeln möchten, ist Embodiment ein super Werkzeug.

BEVOR SIE LOSLEGEN

Machen Sie sich zunächst noch einmal die wichtigsten Prinzipien bewusst, die dafür sorgen, dass diese Übungen so stark auf unser Gehirn und unsere innere Einstellung wirken. Dies führt zum besseren Verständnis der Übungen und dadurch auch dazu, dass die Übungen besser wirken und Sie sie bei Bedarf leichter und besser einsetzen können.

Prinzip 1: Sorgen Sie vor jeder Übung für eine korrekt ausgerichtete Körperhaltung.

Wenn Sie während der Übung eine Fehlhaltung einnehmen, stimmt die Basis nicht und die Übung wird bei Ihnen nur eine eingeschränkte Wirkung hervorrufen. Auch wenn Sie Ihren sonstigen Alltag in einer andauernden Fehlhaltung verbringen, werden Sie häufig innerlich aus der Balance geraten und entsprechend oft das Bedürfnis verspüren, Ihre Stimmung zum Besseren regulieren zu müssen. Das Risiko, körperlich wie seelisch dauerhaft in Probleme abzurutschen, steigt dann trotz der Übungen an. Zudem wird die stabilisierende, vitalisierende Wirkung der Übungen schneller wieder verschwinden. Sie sehen also: Die nun folgenden Übungen entfalten erst dann ihre volle Wirkung, wenn Sie auch im Alltag immer wieder zu Ihrer korrekt ausgerichteten Basis-Körperhaltung zurückkehren.

Prinzip 2: Atmen Sie tief und voll.

Je besser aus- und aufgerichtet Sie sind, desto tiefer ist auch Ihr Atem – so können auch die Übungen ihre Wirkung am besten entfalten.

Prinzip 3: Üben Sie am besten regelmäßig.

Und noch etwas: Sobald Sie den Dreh bei den Übungen raushaben, können Sie sie zur besseren Einprägung regelmäßig wiederholen. Entweder nach dem Zufallsprinzip oder auch – zumindest über einige Wochen hinweg – als eine tägliche Routine, der Sie sich zum Beispiel direkt am Morgen oder vor dem Schlafengehen widmen.

ÜBUNG 1: MIT DEN AUGEN ANGST UND FRUST IN NEUGIERDE UND INTERESSE UMWANDELN

Seit Urzeiten ist beim Menschen der Ausdruck seiner Augen sehr eng mit seinen Gefühlen verbunden. Wenn wir diesen Zusammenhang verstehen, können wir ihn einfach dazu nutzen, in schwierigen und belastenden Momenten Frustration und Angst in Neugierde zu verwandeln. Wie das geht, darüber forscht der amerikanische Psychiater und Neurowissenschaftler Judson A. Brewer.

Haben Sie schon einmal auf die Bewegungen Ihrer Augen, Ihrer Augenbrauen und Ihrer Augenlider geachtet, wenn Sie neugierig sind? Wenn Sie von Herzen an etwas interessiert sind, oder wenn es Ihnen ein tiefes Anliegen ist, etwas Neues zu erlernen? Richtig: In aller Regel werden Sie in solchen Momenten Ihre Augen weit geöffnet haben. Stellen Sie sich nun vor, Sie sitzen im Freien und ein Vogel kommt schnell und direkt auf Ihren Kopf zugeflogen und es scheint, als ob er Sie gleich hart treffen würde. Erst im allerletzten Moment, einen Meter vor Ihnen, dreht er ab. Wie haben Sie sich instinktiv, als Reaktion auf diese Bedrohung, verhalten? Wie hat sich Ihre Haltung verändert? Haben Sie sich geöffnet oder geschlossen? Mit Sicherheit haben Sie Ihren Körper geschlossen, sich so klein wie nur möglich gemacht. Die Tendenz war es, den Kopf einzuziehen und mit Armen und Beinen den Körper zu schützen. Und wie haben Sie mit Ihren Augen reagiert? Höchstwahrscheinlich haben Sie, ohne darüber nachzudenken, Augenbrauen und Lider nach unten gezogen, um Ihre Augen dadurch zu schützen.

Das Prinzip lautet also: Augen offen bei tiefem Interesse und Neugier und Lider eher verengt unter akuter Bedrohung. Lassen Sie uns nun, basierend auf dieser Erkenntnis, die folgende Übung machen:

Schritt 1: Die Augen weit öffnen

Denken Sie an ein Erlebnis oder einen Zustand, der Sie wirklich frustriert oder wütend gemacht hat. Öffnen Sie nun Ihre Augen sehr weit. Bleiben Sie mit den Gedanken bei der negativen Situation und halten zugleich weiterhin die Augen weit offen. Wie wütend können Sie in dieser Augenhaltung tatsächlich werden? Wie gut funktioniert das? Wahrscheinlich nicht sehr gut. Der Grund dafür: Wenn wir wütend sind, sind wir starr fokussiert auf das, was diese Wut in uns provoziert hat. Wir sind dann nicht daran interessiert, in die Außenperspektive zu gehen, um herauszufinden, was wirklich passiert ist. Wir wollen keine neuen Einsichten gewinnen, selbst dann, wenn diese jetzt noch so hilfreich wären.

Unser Gehirn befindet sich bei Wut, wie Brewer es ausdrückt, nicht im »Informationssammelmodus«. Unsere Augen sind daher auch in der Regel nur ein wenig geöffnet, wenn wir wütend sind. Das Gefühl der Wut ist so eng mit verengten Augenlidern verbunden, dass wir unser Gehirn regelrecht verwirren, wenn wir die Augen weit offen halten und im selben Moment versuchen, wütend zu werden.

Schritt 2: Die Augen verengen

Kommen wir zum nächsten Schritt. Kneifen Sie die Lider zusammen, sodass Ihr Gesichtsfeld sich verengt. Versuchen Sie gleichzeitig, echte Neugierde zu empfinden: Denken Sie an etwas, das Sie wirklich brennend interessiert. Wie gut funktioniert nun Ihr Neugierig-Sein? Höchstwahrscheinlich auch nicht gut. Denn Ihr Gehirn ist daran gewöhnt, dass Ihre Augen vor lauter Staunen, Neugier und Begeisterung weit geöffnet sind, wenn Sie sich für etwas interessieren. Deshalb fällt es Ihnen schwer, neugierig zu sein und im selben Moment die Lider zu verengen.

Schritt 3: Das Auge-Stimmungs-Prinzip im Alltag nutzen

Augenausdrücke sind in der menschlichen Stammesgeschichte schon so lange mit Emotionen verbunden, dass wir diesen einfachen Zusammenhang dazu nutzen können, Frustration und Angst in Neugierde zu verwandeln. Wenn Sie das nächste Mal Frustration, Angst oder Wut empfinden, empfiehlt Brewer, wie folgt damit umzugehen:

1. Benennen Sie die Emotion, die Sie gerade empfinden, z. B.: »Oh, das ist Wut. Ich verspüre gerade Wut.«

2. Nehmen Sie Ihre Augen wahr: Stehen die Lider eng oder sind Ihre Augen eher weit geöffnet?

3. Öffnen Sie Ihre Augen nun richtig weit. Die Augenbrauen nach oben, die Lider auseinander. Aktivieren Sie so über

den Körper Ihre Neugierde. Halten Sie die Augen für zehn Sekunden weit offen und beobachten Sie, was mit der Wut geschieht. Wird sie stärker oder schwächer? Ändert sich Ihr Gefühlszustand? Was geschieht mit Ihren Gedanken? Wie sehen Sie jetzt die ursprüngliche Situation?

Bedenken Sie auch bei dieser Übung: Je öfter Sie die Wechselwirkung Ihrer Augenweite und Ihrer Gefühlswelt trainieren, desto besser werden Sie dieses wertvolle Werkzeug nutzen können, wenn Sie es brauchen. Gehen Sie daher die ersten beiden Schritte der Übung immer wieder einmal durch. Auch, wenn Ihre Lebenssituation es gerade nicht erfordern würde. So kommen Sie in die Routine, die es Ihnen möglich macht, in schwierigen Situationen besonnen und konstruktiv zu reagieren.

Wenn eine unangenehme Gefühlslage in Ihnen aufkommt, können Sie dann Schritt 3 anwenden. Erkunden Sie an sich, ob diese Übung Ihnen ermöglicht, den Übergang aus Frust, Wut und Angst in die Neugier zu einer guten Gewohnheit zu machen.

ÜBUNG 2: DURCH SCHÜTTELN SCHLECHTE GEFÜHLE UND ANSPANNUNG ABBAUEN

Schüttelübungen für Körper und Seele werden in den traditionsreichen asiatischen Bewegungskünsten bereits seit Jahrhunderten genutzt, um körperliche und seelische Verspannungen zu lösen. Die Muskeln werden von Anspannungen befreit, was auch im Gehirn eine Ablösung von Sorgen und inneren Belastungen bewirken kann. Zugleich regt Schütteln den Kreislauf an, vertreibt Müdigkeit und stärkt über den Abbau von Stress die Selbstheilungskräfte des Körpers.

Aber auch in der westlichen Kultur finden sich seit den 1970er-Jahren immer mehr überzeugte Fürsprecher bei Wissenschaftlern, Therapeutinnen und Klienten. Der US-Psychologe Peter Levine berichtet von Erkenntnissen der Traumaforschung, die zeigen, dass es unmittelbar nach sehr belastenden Erlebnissen sehr hilfreich ist, wenn der betroffene Mensch sich stark und ausgiebig schüttelt, um umgehend die gerade erlittene, Stress verursachende Anspannung wieder abzubauen. Das Risiko, durch das sehr belastende Erlebnis ein Trauma zu erleiden, sinkt dadurch deutlich.

Führen Sie diese Übung nur einmal am Tag für mindestens eine Minute – mit ein wenig Übung auch bis zu 15 Minuten lang – durch. Um das Schütteln des Körpers zu erleichtern, komponierte der Musiker Georg Deuter in den 1970er-Jahren das Stück »Osho Kundalini Meditation«. Diese Musik unterstützt mit ihrem besonderen Rhythmus die Schüttelbewegungen des Körpers besonders gut. Auch sie wird seither weltweit im therapeutisch-medizinischen Bereich zur effektiven Entspannung von Körper und Seele eingesetzt. Das entsprechende Mini-Album können Sie bei sämtlichen großen Streaming-Plattformen finden.

Schritt 1: In die Ausgangsstellung finden

- Stehen Sie in der aufrechten Körperhaltung, angenehm und mit stabilem Kontakt zum Boden. Ihre Füße sind in Schulterbreite parallel und korrekt ausgerichtet. Ihre Beine sind locker entspannt, Ihre Knie leicht gebeugt. Dies ist für den gesunden Schüttelprozess sehr wichtig. Ein rigides, festes Durchdrücken der Knie und der Gesäßmuskeln sollten Sie vermeiden, es würde das Schütteln hemmen. Der Mund ist leicht geöffnet, Kiefer- und Gesichtsmuskeln sind entspannt. Lassen Sie auch die Arme und Schultern entspannt hängen. Wenn Sie mögen, können Sie die Augen schließen.

- Nehmen Sie wahr, wie Ihr Körper sich anfühlt: in den Füßen, Beinen, Knien, Becken, Gesäß, Bauch, Rumpf, Nacken, Schultern, Armen, Händen und im Kopf.

Schritt 2: Den Körper schütteln (1 bis 15 Minuten)

- Halten Sie mit den Füßen stabilen und zugleich flexiblen Kontakt zum Boden. Lassen Sie aus dem sanften Beugen und Strecken der Knie eine Schüttelbewegung entstehen. Dieses Schütteln sollte über Oberschenkel, Becken und Wirbelsäule, Schultern, Arme und Hände bis hinauf zum Kronenpunkt des Kopfes Ihren gesamten Körper erfassen.

- Lassen Sie dabei den Nacken lang, offen und locker. Durch den leicht geöffneten Mund kann auch der Kiefer entspannt und locker mitschwingen. Das Gesicht ist entspannt.

- Atmen Sie beim Ausatmen während des Schüttelns lang aus. Wenn dabei Seufzer oder auch andere Töne aufkommen, lassen Sie ihnen freien Lauf.

- Lösen Sie mit dem Schütteln ganz bewusst Anspannungen in Ihrem Körper. Auch Dinge, die Sie vielleicht auf seelischer Ebene belasten, dürfen nun symbolisch den Körper verlassen.

- Finden Sie während der Schüttelphase mit jedem langen Ausatemzug mehr und mehr in die Entspannung. An Körper und Seele.

- Wenn Sie genug von der Schüttelphase haben, lassen Sie sie langsam ausklingen, indem Sie die Schüttelimpulse immer kleiner werden lassen, bis Sie den Stillstand erreicht haben.

Schritt 3: In die Ruhe finden und nachwirken lassen
(eine Minute bis zu mehreren Stunden)

- Nehmen Sie sich selbst wahr: Können Sie spüren, wie Sie sich jetzt fühlen? Körperlich? Geistig?

- Kommen Sie zur Ruhe. Setzen oder legen Sie sich hin. Von Kopf über Nacken und Rücken bis zum Steißbein in einer geraden Linie.

- Können Sie in drei Worte fassen, wie es Ihnen gerade geht? Vielleicht in einen Satz?

- Verbleiben Sie zumindest einige Minuten in der Ruhestellung. Wenn Sie das Bedürfnis verspüren, einzuschlafen, können Sie ihm nachgeben. So eignet sich die Übung auch sehr gut als ein entspannendes Ritual direkt vor dem Zubettgehen.

ÜBUNG 3: MIT MACHTPOSEN DIE SELBSTSICHERHEIT UND DAS SELBSTVERTRAUEN ERHÖHEN

Es gibt eine einfache und zugleich hoch wirksame Methode, wie Sie in schwierigen Situationen Ihre Stimmung im Handumdrehen positiv beeinflussen und dabei Ihre Selbstsicherheit stärken können.

Gemeinsam mit ihrem Team konnte die Harvard-Professorin und Sozialpsychologin Amy Cuddy aufzeigen, dass sowohl im Tierreich als auch bei uns Menschen dominierende Typen zu ganz bestimmten Körperposen neigen, und bezeichnete diese als Powerposen. Sie haben vielleicht auch selbst schon erfolgreiche Athleten beobachtet, die sich mit machtvollem, Raum einnehmendem Körperausdruck oder hoch-gerissenen Armen präsentieren, um die Konkurrenz durch optische Reviermarkierung einzuschüchtern, aber auch, um sich selbst in die berauschende Gefühlslage der Machtfülle und Stärke zu versetzen. Solche Machtposen zeichnen sich vor allem durch ihre offene, ausgebreitete Haltung aus. Im Gegensatz dazu ist Posen der Machtlosigkeit vor allem eine geschlossene, oft gedrungene und nicht korrekt ausgerichtete Haltung zu eigen, die beim Akteur selbst zu einem Gefühl der Minderwertigkeit führt.

Die Reaktionen, die uns unsere Mitmenschen auf eine selbstsichere, machtvolle Körperhaltung zurücksenden, kön-nen erneut unser Selbstwertgefühl heben und so können wir uns kraft unseres Körperausdrucks aus eigenen Stücken zu einer Selbststärkung verhelfen. Sie können diese Kettenre-aktion selbst in Gang setzen. Probieren Sie es selbst aus und machen Sie Ihre eigenen Erfahrungen mit diesem Übungs-typ. Die folgenden Beispiele, die von Amy Cuddy stammen, sind lediglich Anregungen. Mit ein wenig Übung können Sie sich Ihre eigene Pose der Selbstermächtigung entwickeln.

Variante 1: Die »Wonder Woman« oder der »Superman«

Nehmen Sie einen schulterbreiten Stand ein. Richten Sie den Körper korrekt aus und spannen Sie sich vital auf. Stemmen Sie die Arme machtvoll in die Hüften, die Ellbogen zeigen dabei nach außen. Atmen Sie tief und voll und konzentrieren Sie sich auf Ihren stabilen Stand und darauf, wie Ihre Souve-ränität in dieser Haltung den Raum erfüllt.

Variante 2: Die »Obama-Pose«

Häufig sah man Barack Obama während seiner Amts-zeit als Präsident der Vereinigten Staaten in dieser Stellung: entspannt im Stuhl zurückgelehnt, einen oder auch beide Füße auf oder gegen die Schreibtischplatte gelegt. Die Arme wahlweise auf den Lehnen, im Schoß, hinter dem Kopf verschränkt oder gestikulierend. Wichtig: Selbst in dieser bequemen Haltung sollte die Wirbelsäule immer möglichst stabil und gerade bis zum Kronenpunkt des Kopfes ausgerichtet sein. Dazu ein offen-freundliches, selbstbewusstes Lächeln auf den Lippen. War kein Tisch verfügbar, war oft das eine Bein auf dem Boden und der Knöchel des anderen Beines auf dem Oberschenkel gelagert. Selbstredend ist diese Pose nicht zu allen Anlässen passend. Beim Alleinüben kann Sie dennoch sehr wertvolle Perspektiven eröffnen.

Variante 3: Die »Champion-Pose«

Diese von Amy Cuddy zu Ehren des Sängers Mick Jagger auch »der Performer« genannte Pose eignet sich besonders gut vor bevorstehenden schwierigen Situationen wie Vorstellungsgesprächen. Stellen Sie sich dazu etwas mehr als schulterbreit und korrekt ausgerichtet auf. Ihre Hände werfen Sie triumphierend in die Luft. Als würden Sie im Applaus einer Sie bejubelnden Menschenmenge baden. Oder, als hätten Sie gerade ein großes Ziel erreicht, auf das Sie jahrelang mit Eifer hingearbeitet hätten. Unmittelbar vor großen Herausforderungen – ob in einem Separee direkt vor einem Vorstellungsgespräch oder vor einem sportlichen Wettkampf – können Sie sich mit dieser Stellung eine zusätzliche Menge Selbstsicherheit verleihen.

Variante 4: Der »Konzernchef«

Nehmen Sie auf einem Stuhl an einem Tisch Platz. Richten Sie sich vom Steiß bis hinauf zum Kronenpunkt des Kopfes korrekt aus und auf. Atmen Sie tief und voll. Die Schultern sind korrekt ausgerichtet, die Oberarme rotieren leicht nach außen, die Unterarme nach innen. Mit Ihrer Haupthand halten Sie einen Stift oder Füllfederhalter, die andere können Sie auf der Tischplatte ablegen. Die Souveränität und Würde helfen Ihnen, als Chef den Überblick zu behalten und zugleich die zur Führung Ihres Konzerns notwendige innere und äußere Stärke zu haben.

ÜBUNG 4: MIT DER KRAFT IHRER VORSTELLUNGEN VORTEILHAFTE EIGENSCHAFTEN VERKÖRPERN

Der bloße, starre Vorsatz, in schwierigen Situationen in der Zukunft selbstbewusster, souveräner oder gelassener zu sein, funktioniert in den allermeisten Fällen nicht. Eine bessere Möglichkeit, mit Wut und anderen Gefühlen zurechtzukommen, die uns die Selbstbeherrschung anderen gegenüber verlieren lassen und uns unserer inneren Haltung und Zielstrebigkeit berauben können, schlägt die Zürcher Psychologin und Forscherin Maja Storch vor. Die wissenschaftliche Leiterin des Instituts für Selbstmanagement und Motivation Zürich (ISMZ) hat erkannt: »Die Rückkopplung zwischen Verstand und Stimmungsregulation ist sehr schlecht«, weil auf Nervenebene die hierzu erforderlichen Verbindungen nur sehr schwach funktionieren. Viel bessere Ergebnisse liefert hingegen das Wechselspiel zwischen Körper und Emotion.

Hierzu ein Beispiel: Sie sind wütend auf Ihren Kollegen, der im Alleingang eine Entscheidung getroffen hat, die in Ihrer Firma noch zu schweren finanziellen Einbußen führen wird. Wann immer Ihr Kollege Ihnen nun begegnet, können Sie sich vor lauter Groll kaum noch beherrschen. Was Sie noch ärgerlicher macht, ist, dass die Chefin die Gefahr, die von der Entscheidung ausgeht, nicht erkennt und Ihre gewissenhafte Warnung zu dieser Sache ignoriert.

In der Hoffnung, dass die Wut sich dadurch legen wird, versuchen Sie, Ihrem Ärger bei Freunden Luft zu machen. Doch vergeblich. Auch der Vorsatz »Schwamm drüber« lässt die Wut über Wochen hinweg nicht weniger werden. Und auch alles Reden und Nachdenken darüber kann Ihren Groll nicht befrieden.

Wir sehen: Nur weil unser Verstand beschlossen hat, dass es uns gut geht, muss deswegen unsere Gefühlswelt bei diesem Plan noch lange nicht mitspielen. Da jedoch die innere Einstellung von der Haltung des Körpers mitbestimmt wird, empfiehlt Storch vor allem, für eine gute Lösung die Verbindung von Leib und Geist in der nun folgenden Weise zu nutzen.

Schritt 1: Machen Sie sich Ihren Zielzustand bewusst

Mit der Körperhaltung nehmen wir Einfluss auf unsere Gefühle, unser Denken und unser Handeln. Die erste Aufgabe lautet daher: Überlegen Sie sich konkret, was Sie wollen, und benennen Sie Ihren Zielzustand. Wenn Sie also nicht mehr wütend auf Ihren Kollegen und Ihre Chefin sein wollen, bieten sich Zielzustände wie »fröhlich«, »beschwingt« oder »entspannt« an. Für den Fall, dass Sie sehr introvertiert sind, in Arbeitstreffen jedoch endlich auch Ihre großartigen Ideen in die Runde bringen wollen, dann könnten Ihre Zielzustände vielmehr »kommunikativ«, »gewinnend« oder »überzeugend« lauten.

Schritt 2: Finden Sie ein Symbol für Ihren Zielzustand

Überlegen Sie: Welcher Mensch – es kann auch eine Figur, zum Beispiel aus einem Buch oder Film sein –, welches Tier oder auch welche Pflanze verkörpert die Eigenschaften, die Sie jetzt bräuchten, am besten? Wer sich leicht verunsichern lässt, sich in der Zukunft jedoch sicher, stark und nur schwer zu erschüttern fühlen will, kann sich zum Beispiel eine erhabene, große, kerngesunde Eiche vorstellen. Falls Ihr Zielzustand hingegen mit der Verkörperung von Würde, Souveränität und Geschmeidigkeit zu tun hat, könnten auch eine stolze Löwin oder ein Löwe das passende Symbol für Sie sein.

Da jedoch nicht jedes Symbol zu jedem Menschen passt und es daher bei dieser Übung keine fertigen Standardrezepte geben kann, ist es entscheidend, dass Sie ein Symbol entwickeln, das wirklich zu Ihnen und den Wesensmerkmalen, die Sie anstreben, passt. Standardmäßig zu empfehlen »Stell dich gerade hin und lächle!«, wie es in vielen Trainings nach wie vor propagiert wird, funktioniert deshalb in der Wirklichkeit oft nicht, weil es eben die feinen Nuancen einer Persönlichkeit nicht berücksichtigt und die betreffende Person in dieser Haltungsschablone dadurch oft reduziert und nicht ganz lebendig wirkt. Stattdessen muss jeder für sich selbst genau das innere Bild finden, das zu ihm und seinem ersehnten Zielzustand passt. Für den einen könnte das ein gutmütig und zugleich stark wirkender Bär sein, für den nächsten vielleicht ein treuer, wachsamer Kurzhaardackel. Eine andere Person wiederum findet die Entsprechung ihres Zielzustands vielleicht im smarten, führungsstarken Captain Picard vom Raumschiff Enterprise, der zwar bestimmt auftritt, zugleich jedoch ein Meister darin ist, selbst in den schwierigsten Situationen souverän die Contenance zu wahren. Wieder eine andere Person sieht sich eher in der durchsetzungsstarken, selbstbewussten und zugleich sinnlichen Lara Croft aus Tomb Raider.

Schritt 3: In die Anwendung finden

Bleiben wir bei dem Beispiel mit dem Kollegen: Nehmen Sie bei der nächsten Sitzung, bei der Sie ihn und die Chefin treffen, diejenige Körperhaltung ein, die Sie mit Ihrem Symboltier, Ihrer Symbolpflanze oder -figur in Verbindung bringen. Mit jenem inneren Bild also, das Ihren Zielzustand und damit die Art, wie Sie jetzt wirken wollen, am besten verkörpert. Haben Sie sich für Captain Picard, den Kommandanten von Raumschiff Enterprise, entschieden, so könnte das bedeuten: Souverän, aufrecht und korrekt ausgerichtet stehen oder sitzen. Die Augen offen und wachsam und mit Neugier alle Vorgänge im Blick behalten. Wenn es etwas zu sagen gibt: kurze und klare Aussagen. Dabei tief und voll atmen und unter allen Umständen verantwortungsbewusst und diplomatisch versiert bleiben.

Schritt 4: Werden Sie reich an Erfahrung

Wer sich die Zeit nimmt, seinen Zielzustand besonnen bestimmt und ihn zu verkörpern beginnt, wird sehr wahrscheinlich schon beim ersten Mal bemerken, dass bei ihm auch eine emotionale Veränderung stattfindet. Wenn Sie Ihren Zielzustand passend und konstruktiv gewählt haben, können Sie sich von einem Moment auf den anderen der zuvor belastenden Situation besser gewachsen fühlen.

Doch machen Sie sich auch bewusst, dass jedes neue Verhalten Übung und Erfahrung braucht, um es wirklich tief zu verkörpern und zu einem eigenen Wesenszug werden zu lassen. Nutzen Sie deshalb auch bei dieser Übung so viele Gelegenheiten wie möglich, um die Verkörperung Ihres Zielzustandes zu einer guten Angewohnheit werden zu lassen.

ÜBUNG 5: DURCH LÄCHELN DIE STIMMUNG VERBESSERN

Unser Gesicht drückt aus, was innerlich abläuft. Bereits in der frühen Kindheit wird die enge Wechselbeziehung zwischen Lachen und positiven Gefühlen miteinander verknüpft und gelernt. Wenn wir lachen, sind wir fröhlich. Doch auch wenn ein Mensch häufig mit negativen Gefühlen, mit Sorgen, Frust und Zweifeln zu tun hat, kann ihm das als direkte Reaktion des Körpers wortwörtlich ins Gesicht geschrieben sein.

In der Welt der Wissenschaft besagt die Facial-Feedback-Hypothese, welche auf den Naturforscher Charles Darwin zurückgeht, dass ein veränderter Gesichtsausdruck immer auch mit veränderten wahrgenommen Emotionen einhergeht. Menschen, die gewohnheitsmäßig häufig ernst und streng schauen, machen sich das Leben unnötig schwer. Dabei wäre es oft so einfach, sich ein bisschen wohler zu fühlen. Im Kapitel »Mimik macht Stimmung« (ab S. 14) können Sie nachlesen, was die Forschung darüber herausgefunden hat, wie unsere Mimik direkt auf unsere Gefühle wirkt und umgekehrt.

Keineswegs will ich Sie dazu anhalten, prinzipiell und egal zu welchem Anlass, selbst wenn es noch so unpassend wäre, drauofloszulächeln. Das wäre vollkommen unnatürlich und würde zuweilen sehr ernste Sachverhalte leugnen.

Wie Sie durch Lächeln dennoch körperlich wie psychisch Entspannung finden und Ärger, schlechte Laune und Hektik von sich fernhalten können, zeigen Ihnen die folgenden drei Übungen.

Schritt 1: Lächeln Sie mit dem Gesicht.

- Machen Sie es sich bequem. Sorgen Sie dabei – im Stehen, Sitzen oder Liegen – für eine möglichst gerade ausgerichtete Wirbelsäule, vom Steiß bis zum Kronenpunkt. Wenn Sie mögen, dann können Sie die Augen schließen.

- Atmen Sie ein paar Mal tief aus und ein. Lassen Sie ein sanftes Lächeln auf Ihrem Gesicht entstehen. Lassen Sie Ihre Lippen locker, machen Sie den Mund etwas breit und ziehen Sie die Mundwinkel nach oben. So, als ob Sie gerade einem geliebten Menschen zulächeln. Wie fühlt sich das an? Angenehm?

Schritt 2: Die günstige Wirkung des Lächelns mit dem gesamten Körper vernetzen.

- Stellen Sie sich nun vor, wie Ihr Lächeln sich wie eine Welle über den ganzen Körper ausbreitet: Spüren Sie

Ihre Füße und Beine und lächeln Sie sanft und freundlich in Ihre Füße und Beine hinein. Spüren Sie Ihren Rücken vom Steiß bis zu den Schultern und lächeln Sie sanft und freundlich in Ihren Rücken hinein. Spüren Sie Bauch und Brust und senden Sie sich auch dorthin ein sanftes, freundliches Lächeln. Spüren Sie Schultern, Hals und Kopf und schenken Sie sich auch dort ein sanftes, freundliches Lächeln. Spüren Sie Ihre Augen. Lassen Sie in den gesamten Augäpfeln ein sanftes, freundliches Lächeln entstehen.

- Nehmen Sie sich als Ganzes wahr und schenken Sie sich als Ganzes ein Lächeln. Lächeln Sie als ganzes Wesen, mit allen Körperbereichen gleichzeitig. Sanft und freundlich.

- Können Sie in drei Worten beschreiben, wie es Ihnen gerade geht? Wenn ja: Wie lauten diese drei Worte? Wenn Sie mögen, sprechen Sie diese drei Worte jetzt aus.

Schritt 3: Die günstige Wirkung Ihres Lächelns mit der Welt um Sie herum verbinden.

- Stellen Sie sich Ihre Mitmenschen vor. Zum Beispiel Ihren Partner, Ihre Familie, Freunde, Arbeitskollegen oder andere. Lächeln Sie ihnen sanft und freundlich innerlich zu.

- Werden Sie sich des Raums, der ganzen Umgebung bewusst, in der Sie sich gerade befinden. Lächeln Sie dem Raum und der ganzen Umgebung sanft und freundlich zu.

- Nehmen Sie den Boden und die Erde wahr, auf denen Sie stehen. Senden Sie sanft und freundlich Ihr Lächeln auch in den Boden und in die Erde hinein. Werden Sie sich des Himmels über Ihnen bewusst. Senden Sie auch dem Himmel Ihr wohlwollendes Lächeln.

- Dehnen Sie Ihr Bewusstsein in alle Richtungen aus und verharren Sie für einige Atemzüge im Gefühl dieser Weite. Senden Sie Ihr sanftes, freundliches Lächeln auch in diesen weiten Raum.

- Beenden Sie die Übung und achten Sie darauf, wie es Ihnen geht. Könnten Sie in drei Worten beschreiben, wie es Ihnen gerade geht? Wenn ja: Wie lauten diese drei Worte? Wenn Sie mögen, sprechen Sie diese drei Worte jetzt aus.

Durch die Übung können sich Ihre Muskeln am Kiefergelenk und ein großer Teil der Muskeln in Ihrem Gesicht entspannen. Dieser Entspannungsimpuls gelangt über die unzähligen Nerven des Gesichts und des weiteren Körpers in Ihr Gehirn, beeinflusst Ihr Emotionszentrum und sorgt für mentale und körperliche Entspannung, die Ausschüttung von Glückshormonen und die heilende Stimulation Ihres Immunsystems.

Schon ein kleines Lächeln kann Herzen öffnen – das von anderen, und ganz besonders auch das eigene.

DANKE

Mein Dank gilt all den Menschen, die mich zu meiner Arbeit inspiriert haben und dies noch immer tun: meinen Freunden, Mentorinnen, Trainern, Lehrerinnen und Lehrtherapeuten sowie den vielen Autoren und Denkerinnen, die ihr Wissen und ihre Erfahrungen mit mir geteilt haben. Bereits bevor ich auch nur die erste Seite dieses Buches geschrieben hatte, war mir bewusst, mit welchem großen Netz an Beziehungen, Ideen, Erfahrungen und Fähigkeiten ich verbunden sein darf. Insofern war ich bei meiner Arbeit und auch beim Schreiben dieses Buches nie allein. Allein hätte ich es weder denken noch schreiben können.

Von Herzen danke ich auch meinen Patienten, Klientinnen, Workshop- und Ausbildungsteilnehmern für ihre Präsenz, ihre Bereitschaft, mit mir zusammenzuarbeiten und sich gemeinsam zu entwickeln, und ihr Vertrauen auf dem Weg, den sie mit mir bereits gegangen sind und mit mir weiter gehen.

Besonderer Dank gilt meinen langjährigen Meistern Jürgen Biesterfeld, Werner Kunzmann, Gerd Wundram und Peter Spallek, die mich über all die Jahre seit 1989 voller Geduld, Tiefe und Wohlwollen über die Kampfkunst des Karate mit den biologischen Gesetzen der körperlichen Haltung und Bewegung vertraut gemacht haben – ich verbeuge mich.

Meinem langjährigen Chefarzt Dr. med. Kartz-Bogislav Baller, seines Zeichens Orthopäde und Verhaltensmediziner, danke ich für seine vernunftbasierten Denkmethoden und die wertvollen Anregungen in der täglichen gemeinsamen Arbeit.

All meinen Kolleginnen und Kollegen in der Klinik, von den Geschäftsführungen bis zu den verschiedenen therapeutischen Fachbereichen, danke ich für den so wertvollen fachlichen Austausch in einem weiten Spektrum unterschiedlichster Berufsfelder.

Meiner Familie danke ich für ihre unterstützende Haltung, die zusätzlichen Blickwinkel und die Liebe, die mir eine besondere Kraftquelle ist. Durch sie wurde die Methode, die ich über mehr als 20 Jahre entwickeln durfte und zu der auch dieses Buch zählt, erst möglich.

Mein tiefster Dank gilt meiner Ehefrau Kirsten Ella Frankenbach. Als gelernte Erzieherin und diplomierte Sozialpädagogin verfügt sie über ein unschätzbares Praxiswissen, mit dem sie immer wieder meine engste Ansprechpartnerin ist. Ihrem Bücherregal im Jahr 1997 verdanke ich die ersten schriftlichen Informationen zum Thema dieses Buches. Unser Austausch hilft mir, tiefer zu gehen, mich zu hinterfragen und mein Wirken immer wieder neu zu reflektieren.

Als meine Aufgabe sehe ich es, Menschen dabei zu unterstützen, sich selbst zu helfen und das ihnen innewohnende Potenzial konstruktiv zu entfalten. Dadurch, dass mir so viele Menschen ihre Hilfe gegeben und ihr Wissen mit mir geteilt haben, durfte auch ich Schritt für Schritt lernen, Hilfe, Rat und Förderung zu geben. Ich bedanke mich von Herzen.

EXPERTINNEN UND EXPERTEN, DIE SIE WEITERBRINGEN

An dieser Stelle möchte ich jene Fachleute nennen, deren Arbeit in Form von Büchern und anderen Veröffentlichungen ich Ihnen empfehlen kann. Für mich hat es sich gelohnt, die Arbeiten (Bücher, Artikel und Weiterbildungen) dieser Fachleute auf den Gebieten Gesundheit, Körper und Psyche weiterzuverfolgen. Mit ihrem Fachwissen, ihren Perspektiven und Arbeitsweisen waren sie über Jahrzehnte und sind noch heute entscheidende Impulsgeber für mich und für die Entwicklung meiner Erkenntnisse sowie meiner Trainings- und Ausbildungsmethoden:

- Prof. Dr. Joachim Bauer: Facharzt für Psychosomatische Medizin und Psychoneuroimmunologe. Erforschung des Zusammenhangs von Psyche, Nervensystem und Immunsystem.
- Benita Cantieni: Körpertrainerin, Journalistin und Erfinderin der CANTIENICA®-Methode für Körperform & Haltung.
- Prof. Dr. Eugene Gendlin: Philosoph, Psychologe und Psychotherapeut. Mitbegründer der personenzentrierten Psychotherapie und Begründer der Focusing-Methode.
- Werner Kieser: Fitnesstrainer, Schreiner, Philosoph und Fitnesstrainer. Begründer der Kieser-Krafttrainingsmethode.
- Dr. med. Christian Larsen: Arzt, Spezialist für Biomechanik. Zusammen mit der Physiotherapeutin Yolande DeswarteBlaize Entwicklung des Therapiekonzepts Spiraldynamik®.
- Prof. Dr. Peter Levine: Biophysiker und Psychologe. Erforschung der Wechselwirkungen von Stress, Trauma und Körper. Begründer der Methode Somatic Experiencing (SE)®.
- Alexander Lowen: Jurist, Arzt und Psychotherapeut. Entwickler der Bioenergetischen Analyse. Pionier der Einbeziehung des gesamten Organismus, insbesondere der Muskulatur in die Psychotherapie.
- Dr. Friedrich Perls und Dr. Laura Perls: Entwicklung der psychotherapeutischen Methode der Gestalttherapie.
- Prof. Dr. Dr. Christian Schubert: Arzt, Psychologe und Psychotherapeut. Erforschung des Zusammenhangs von Psyche, Nervensystem und Immunsystem.
- Ellen und Christopher Tarnow: Lehrtherapeuten für Psychotherapie und Körperpsychotherapie am Eichgrund Institut für Integrative Gestalttherapie (E.I.G.).

LITERATUR

Barnes, K./Hopkins, W./McGuigan, M./Northuis, M./Kilding, A.: Effects of resistance training on running economy and cross-country performance. Medicine and Science in Sports Exercise 2013, 45 (12), S. 2322–2331.

Brewer, J.: Augenausdrücke sind schon lange mit Emotionen verknüpft. Zeitpunkt-Magazin. Solothurn 2020. Eingesehen unter https://zeitpunkt.ch/augenausdruecke-sind-schon-lange-mit-emotionen-verknuepft.

Brewer, J.: Unwinding Anxiety: Train Your Brain to Heal Your Mind. London 2021. Vermilion.

Brick, N./McElhinney, M./Metcalfe, R.: The effects of facial expression and relaxation cues on movement economy, physiological, and perceptual responses during running. Psychology of Sport and Exercise 13 (4), S. 500–508. Amsterdam 2017. Elsevier.

Cantieni, B.: Wie gesundes Embodiment selbst gemacht wird, in: Hüther, G./Storch, M./Tschacher, W./Cantieni, B.: Embodiment. Die Wechselwirkung von Körper und Psyche verstehen und nutzen. Göttingen 2017. Hogrefe.

Coles, N./Larsen, J. et al.: Does Blocking Facial Feedback Via Botulinum Toxin Injections Decrease Depression? A Critical Review and Meta-Analysis, in: Emotion Review 11/4, S. 294–309.

Cuddy, A./Bos, M. W./Cuddy, A. J.: iPosture. The size of electronic consumer devices affects our behavior. Arbeitspapier an der Harvard Business School, in: Cuddy, A.: Ohne Worte alles sagen: Mit Körpersprache überzeugen. München 2019. Goldmann.

Cuddy, A./Wilmuth, C./Yap, A./Carney, D.: Preparatory Power Posing Affects Nonverbal Presence and Job Interview Performance. In: Journal of Applied Psychology 07/2015, S. 1286–1295. Washington D.C., USA 2015. American Psychological Association.

Cuddy, A.: Ohne Worte alles sagen: Mit Körpersprache überzeugen – Der millionenfach geklickte TED-Talk. München 2019. Goldmann.

Dunkell, S./Kurz, G./Summerer, S./Dunkell, R.: Körpersprache im Schlaf. Schlafhaltungen und ihre Bedeutung. München 1978. Deutscher Bücherbund. Lizenzausgabe der Droemerschen Verlagsanstalt.

Dunn, A./Trivedi, M./Kampert, J./Clark, C./Chambliss, H.: Exercise treatment for depression: Efficacy and dose response. American Journal of Preventive Medicine 28: 1–8. Amsterdam 2005. Elsevier.

Fejer, R./Kyvik, K./Hartvigsen, J.: The prevalence of neck pain in the world population: A systematic critical review of the literature, in: European Spine Journal 15.6. S. 834–848. Berlin 2006. Springer Science and Business.

Fox Cabane, O.: Das Charisma-Geheimnis. Wie jeder die Kunst erlernen kann, andere Menschen in seinen Bann zu ziehen. München 2013. MVG.

Frankenbach, T.: Körpererfahrung als Mittel zur Verhaltensänderung – Embodiment in der Ernährungsberatung. Ernährung im Fokus 02/2020, S. 109–113. Bonn 2020. Bundesanstalt für Landwirtschaft und Ernährung.

Frankenbach, T.: Dein innerer Ernährungsberater. München 2021. GRÄFE UND UNZER VERLAG.

Frankenbach, T.: Warum Läufer beharrlich sind und Surfer das Leben genießen. Burgrain 2011. Koha.

Geuter, U.: Körperpsychotherapie. Grundriss einer Theorie für die psychische Praxis. Heidelberg 2015. Springer.

Geuter, U.: Stichwort Embodiment, in: Körper, Tanz, Bewegung 3/2014, S. 125ff. München 2014. E. Reinhardt.

Glatthaar, G.: Bewegungs- und Sporttherapie bei depressiven Erkrankungen: Richtlinien des Deutschen Sportärztebundes. Deutsche Zeitschrift für Sportmedizin 50, 4, S. 109–112, Ulm 1999.

Grinder, M.: Pentimento. Grundsteine der nonverbalen Kommunikation, Offenhausen 2011. TWINN Media.

Haberkorn, J./Burbaum, C./Fritzsche, K./Geser, W./Fuchs, D./Ocaña-Peinado, F./Schubert, C.: Day-to-day cause-effect relations between cellular immune activity, fatigue and mood in a patient with prior breast cancer and current cancer-related fatigue and depression. Psychoneuroendocrinology 38: 2366–2372. Amsterdam 2013. Elsevier.

Hofer, P.: Haltungsschwächen und Haltungsfehler – Präventionsmöglichkeiten in der Schule. Diplomarbeit. Karl-Franzens-Universität Graz 2017. https://unipub.uni-graz.at/obvugrhs/content/titleinfo/2133776/full.pdf.

Kieser, W.: Die Seele der Muskeln. Krafttraining jenseits von Sport und Show. Düsseldorf 2021. Patmos.

Krcal, K.: Ich werde meine Gefühle durch meinen Körper ändern. Wienerin 10/2011. S. 212f., Graz 2011. abgerufen unter: https://www.majastorch.de/wp-content/uploads/2020/04/Embodiment_Wienerin-Oktober-2011.pdf.

Larsen, C./Larsen, C.: Attraktiver aussehen durch richtige Körperhaltung. Stuttgart 2009. Trias.

Larsen, C./Larsen, C./Hartelt, O.: Körperhaltungen analysieren und verbessern. Stuttgart 2008. Trias.

Lauper, R./Larsen, C.: Achtsame Körperhaltung. Petersberg 2018. ViaNova.

Levine, P.: Sprache ohne Worte. Wie unser Körper Trauma verarbeitet und uns in die innere Balance zurückführt. München 2011. Kösel.

Liebmann, R.: Das Geheimnis einer mühelos aufrechten Haltung. Norderstedt 2013. Books on Demand.

Low, S./Ilano, J.: Overcoming Poor Posture: A Systematic Approach to Refining Your Posture for Health and Performance. Houston 2017. Battle Ground Creatives.

Lowen, A.: Bioenergetik: Therapie der Seele durch Arbeit mit dem Körper. Hamburg 2008. Rowohlt.

Matsumoto, K./Birch, S.: Extraordinary Vessels. Brookline, Massachusetts 1986. Paradigm Publications.

Mentrup, J.: Perfekte Haltung mit Ballett-Workout: Ballett, Pilates und Yoga – vereint zu einem effektiven Körpertraining. Gezielte Übungen für schlanke Muskeln und eine aufrechte Wirbelsäule. München 2007. Droemer Knaur.

Michalak, J./Rohde, K./Troje, N. F.: How we walk affects what we remember: Gait modifications through biofeedback change negative affective memory bias. Journal of Behavior Therapy and Experimental Psychiatry, 46, S. 121–125. Amsterdam 2015. Elsevier.

Michalak, J./ Mischnat, J./Teismann, T.: Sitting posture makes a difference – embodiment effects on depressive memory bias. Clinical Psychology and Psychotherapy, 21, S. 519–524. New York 2014. John Wiley and sons.

Pflugbeil, K. J./Niestroj, I.: Aufrecht durchs Leben. Therapie und Training für Wirbelsäule, Gelenke und Knochen. München 1992. BLV.

Philippen, P./Bakker, F./Oudejans, R./Canal-Bruland, R.: The effects of smiling and frowning on perceived affect and exertion while physically active. Journal of Sport Behavior, 35, S. 337–353. Alabama, USA 2012. Department of Psychology, University of South Alabama.

Raposa, M.: Meditation and the Martial Arts. Charlottesville, Virginia 2003. University of Virginia Press.

Ratti, O./Westbrook, A.: Secrets of the Samurai: A survey of the martial arts of feudal Japan. Clarendon, Vermont, USA 1991. Tuttle.

Riskind, J./Gotay, C.: Physical posture: Could it have regulatory or feedback effects on motivation and emotion? Motivation and Emotion 6, S. 273–298. Berlin 1982. Springer.

Sanktjohanser, F.: Attraktivität – Auf die Körperhaltung kommt es an. Welt online 15.07.2009. Abgerufen unter: https://www.welt.de/gesundheit/psychologie/article4125537/Attraktivitaet-Auf-die-Koerperhaltung-kommt-es-an.html.

Strack, F./Martin, L./Stepper, S.: Inhibiting and Facilitating Conditions of the Human Smile: A Nonobtrusive Test of the Facial Feedback Hypothesis, Journal of Personality and Social Psychology, 54, S. 768–777. Washington DC 1988. American Psychological Association.

Techniker Krankenkasse: Beweg Dich, Deutschland! TK-Bewegungsstudie 2016. Hamburg 2016. Techniker Krankenkasse.

Thakker-Varia, S./Jernstedt Krol, J. et al.: The Neuropeptide VGF Produces Antidepressant-Like Behavioral Effects and Enhances Proliferation in the Hippocampus, Journal of Neuroscience 27 (45), S. 12156–12167. Washington DC 2007. Society of Neuroscience.

Tilscher, H./Eder, M.: Wirbelsäulenschule aus ganzheitlicher Sicht. Praktisches Lehrbuch für Ärzte, Physiotherapeuten und Betroffene. Stuttgart 1994. Hippokrates.

Tōhei, K.: Das Ki-Buch: Der Weg zur Einheit von Geist und Körper. Heidelberg 2002. Werner Kristkeitz.

Weiser Cornell, A.: The Power of Focusing. A Practical Guide to Emotional Self-Healing. Oakland, USA 1996. New Harbinger.

Weisfeld, G. E./Beresford, J. M.: Erectness of posture as an indicator of dominance or success in humans. Motivation and Emotion 6 (2), S. 113–131. Berlin 1982. Springer.

Werth, L./Förster, J.: Regulatorischer Fokus: Ein Überblick. Zeitschrift für Sozialpsychologie 38 (1), S. 33–42. Göttingen 2007. Hogrefe.

Williams, T./Krahenbuhl, G./Morgan, D.: Mood state and running economy in moderately trained male runners. Medicine and Science in Sports and Exercise, 23, S. 727–731.

Wottke, D.: Die große orthopädische Rückenschule. Theorie, Praxis, Didaktik. Heidelberg 2004. Springer Medizin.

Zasche, S.: Schüttelübung: Selbstmassage-Anleitung in 3 Schritten. Mechernich (Eifel) 2016, abgerufen unter: https://raum-fuer-bewusstsein.de/schuetteluebung-selbstmassage-anleitung-in-3-schritten/?cn-reloaded=1.

REGISTER

MEHR ENERGIE,
MEHR WOHLBEFINDEN!

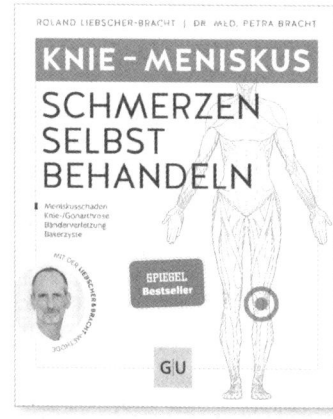
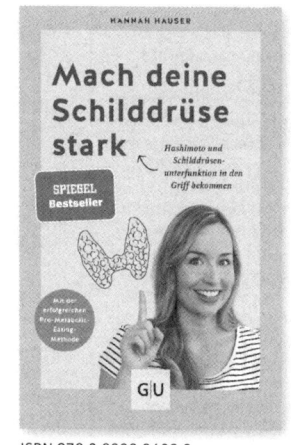
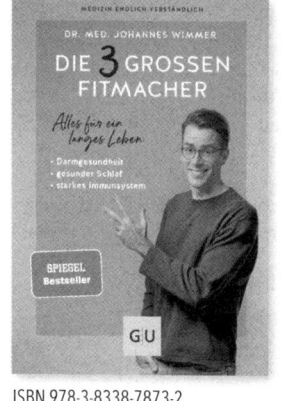
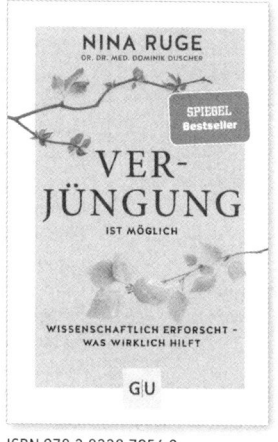
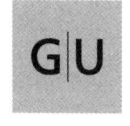 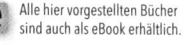

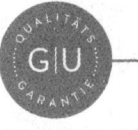

LIEBE LESERINNEN UND LESER,

wir wollen Ihnen mit diesem Buch Informationen und Anregungen geben, um Ihnen das Leben zu erleichtern oder Sie zu inspirieren, Neues auszuprobieren. Wir achten bei der Erstellung unserer Bücher auf Aktualität und stellen höchste Ansprüche an Inhalt und Gestaltung. Alle Anleitungen und Rezepte werden von unseren Autoren, jeweils Experten auf ihren Gebieten, gewissenhaft erstellt und von unseren Redakteur*innen mit größter Sorgfalt ausgewählt und geprüft.

Haben wir Ihre Erwartungen erfüllt? Sind Sie mit diesem Buch und seinen Inhalten zufrieden? Wir freuen uns auf Ihre Rückmeldung. Und wir freuen uns, wenn Sie diesen Titel weiterempfehlen, in Ihrem Freundeskreis oder bei Ihrem Online-Kauf.

Sollten wir Ihre Erwartungen so gar nicht erfüllt haben, tauschen wir Ihnen Ihr Buch jederzeit gegen ein gleichwertiges zum gleichen oder ähnlichen Thema um.

KONTAKT ZUM LESERSERVICE

GRÄFE UND UNZER VERLAG
Grillparzerstraße 12
81675 München
www.gu.de

IMPRESSUM

© 2023 GRÄFE UND UNZER VERLAG GmbH, München

ISBN 978-3-8338-8209-8

1. Auflage 2023

Projektleitung:
Barbara Fellenberg
Lektorat:
Melanie Hartmann
Bildredaktion:
Nele Schneidewind
Herstellung: Felix Robitsch
Umschlaggestaltung:
ki36 Editorial Design,
München, Daniela Hofner
Layout:
independent Medien-Design, Horst
Moser, München
Satz:
Uhl + Massopust GmbH,
Aalen
Repro: Repro Ludwig,
Zell am See
Druck und Bindung:
Livonia Print, SIA

Fotos/Illustrationen

Swantje Dankert (Autorenfoto); Dmitri Broido (Coverillustration und Innenteil S. 74, 85, 101, 120, 121, 152)

Wichtiger Hinweis

Die Gedanken, Methoden und Anregungen in diesem Buch stellen die Erfahrungen bzw. Meinungen des Autors dar. Sie wurden von ihm nach bestem Wissen erstellt und mit größtmöglicher Sorgfalt geprüft. Sie bieten jedoch keinen Ersatz für persönlichen medizinischen Rat. Jede Leserin, jeder Leser ist für das eigene Tun und Lassen auch weiterhin selbst verantwortlich. Weder Autor noch Verlag können für eventuelle Nachteile oder Schäden, die aus den im Buch gegebenen praktischen Hinweisen resultieren, eine Haftung übernehmen.

Die GU-Homepage finden Sie unter www.gu.de

Ein Unternehmen der
GANSKE VERLAGSGRUPPE